Divagation sentimentale dans le labyrinthe

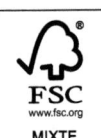

Pierre Schuller

Divagation sentimentale dans le labyrinthe

© 2022 Pierre Schuller

Édition : BoD – Books on Demand, info@bod.fr.

Impression : BoD – Books on Demand,
In de Tarpen 42, Norderstedt (Allemagne)

Impression à la demande
ISBN : 978-2-3224-3679-8
Dépôt légal : novembre 2022

Couverture : Photo prise par l'auteur au sommet de la Giralda[1] à Séville le 6 novembre 2016 à 17h30. Elle fait référence au chapitre *Vertigo*.

Mise en page : Nicolas Rousset

---

[1] *Giralda* : Girouette de clocher. Dictionnaire espagnol-français Maraval et Pompidou, Hachette 1976.

Toulouse le 10 juillet 2021

Le titre de ce recueil est inspiré par Serge Rezvani : Divagation sentimentale dans les Maures. C'était un temps où l'on pouvait se perdre dans le massif et croire qu'on était au bout du monde en atteignant la Chartreuse de la Verne. La première fois que je le vis, le monument était dans l'état qu'avait décrit Guy de Maupassant en 1888 dans Sur l'eau, de Saint Tropez à Monaco. Il a été depuis restauré dans le style des parcs d'attraction et la divagation y est interdite.

SOMMAIRE

Sommaire 11

Dédicace 13

Définitions 17

Prologue 19

Ariane, ma sœur 21

Le sentiment même de soi 23

L'appât du gain 25

Le nystagmus 27

« Fréquence » 33

Mon violon 35

Calibration ou calibrage ? 37

La VNG, une épreuve ? 39

La vision, le regard et le vestibule 41

Regard et vision 45

Et mon vertige, docteur ? 47

Vertigo 51

Circulez, y'a rien à voir ! 55

La verticale subjective 57

Compensation 61

Proprioception 65

Une histoire de fesses 69

La canne du professeur Nicolas Rohner 73

Prépondérance directionnelle du nystagmus............77

De la méthode et de la vérité........................81

VHIT..87

La bonne vieille clinique 91

Périphérique et central 93

Laisse aller, c'est une valse !......................95

Centre intégrateur....................................99

Délégation de tâches................................101

Le syndrome de La Havane........................105

Cinétose 107

Un p'tit jet d'eau 111

Le son du C.O.R. 113

En guise de conclusion : 116

Passion 121

Épilogue..123

Remerciements......................................125

Abréviations..127

Table des matières 129

DÉDICACE

Je dédie ce modeste ouvrage, comme disent les prétentieux, à tous ceux qui m'ont introduit dans le labyrinthe et m'y ont guidé.

F. Bassères a été le premier à me révéler par ses articles dans la belle Revue d'ORL du professeur Yves Guerrier, que derrière l'horrible vertige et son cortège de nausées et de vomissements se cachait le dérèglement d'une des merveilles de la nature : le labyrinthe postérieur. Ce récepteur sensoriel n'est pas plus grand qu'une pièce d'un centime d'euro et pourtant, son atteinte est capable de nous faire perdre le nord, ce qui est une aliénation vécue comme celle de notre humanité, tous les vertigineux vous le diront une fois qu'ils auront surmonté leur crise.

Il est inutile que j'ajoute que F. Bassères, comme ceux que je vais citer, n'ont jamais su dans quoi ils m'avaient entraîné.

Dans le service d'ORL du professeur Greiner (d'autre part aquarelliste de talent) M. Collard et C. Conraux régnaient en maîtres sur la discipline lorsque je fis le voyage à Strasbourg en 1980, à la recherche des fondements de l'exploration du vestibule, c'est l'autre nom du labyrinthe, d'où vient vestibulométrie. Chez eux je me suis vite aperçu que le canal semi-circulaire, à quoi se réduisait alors l'essentiel de notre savoir, si microscopique soit-il, nécessitait pour son exploration une lourde intendance et beaucoup de temps. J'ai pu vaincre ces obstacles en réunissant la plupart des ORL toulousains de l'époque au sein d'un Laboratoire d'Explorations Labyrinthiques (LEL) qui arrivait à point pour répondre à une réelle demande.

Mais le LEL n'aurait jamais été ce qu'il fût sans l'apport essentiel de Gilles Gaillard, déjà fort d'une expérience de technicien[2], et qui acceptât sans trop d'hésitations de nous rejoindre en 1981. Ce fut le début d'une belle aventure et de notre amitié, qui dure depuis plus de quarante ans. Le LEL est devenu une petite société qui s'alimentait de notre participation aux congrès et de nos visites auprès des services privés ou hospitaliers spécialisés. Il fut aussi un lieu de rencontre avec le groupe lyonnais de l'EFORL[3], occasion de quelques voyages de travail mémorables.

C'est ainsi que nous avons fait la connaissance de Jacques Boussens. Il a toujours été un soutien du LEL et plus tard de l'organisme de formation créé par Gilles Gaillard : AFTE ORL[4] ; que j'ai rejoint à mon tour à sa demande. Il dépouillait les énormes tracés sur papier d'électronystagmographie (ENG) de l'époque comme on feuillette une revue illustrée. Il égrenait son commen-

---

[2] Sous la direction du docteur Maurice Cros, un des premiers à rejoindre le LEL.
[3] Exploration Fonctionnelle ORL.
[4] Association de Formation des Techniques d'Exploration ORL

taire et nous avions l'impression de lire une bande dessinée : « C'est une femme…la cinquantaine…vertige ancien… ». Il ne se trompait jamais !

Puis j'ai assisté au développement de nouvelles techniques d'exploration : après l'ENG, l'ENG informatisée et surtout la révolution que constitua la vidéonystagmographie (VNG). Deux noms lui sont associés.Érik Ulmer en fut l'inventeur et il révolutionna avec elle l'exploration vestibulaire. Tous ceux qui l'ont approché se souviennent de la simplicité avec laquelle il se laissait aborder. J'aurai l'occasion de reparler d'Érik Ulmer, mais je veux dire dès maintenant que malgré ce contact si facile, j'ai toujours gardé avec lui la distance que m'imposait naturellement son évidente supériorité.

Joël de Rosa fut son associé et je crois bien son ami. C'est lui qui réalisa la VNG grâce à Synapsys, start-up avant l'heure qui a toujours privilégié la recherche, dans un monde volontiers mercantile. Je l'admirais et l'enviais pour une aussi belle réalisation. J'ai eu avec J. de Rosa des relations personnelles chaleureuses et j'ai beaucoup appris auprès de lui.

À tous j'exprime ma reconnaissance.

Définitions

Voici quelques définitions tirées du Dictionnaire de la langue française d'Émile Littré.

Divagation : Action de divaguer, de s'écarter de son sujet…

Divaguer : S'écarter sans raison de son sujet.

Sentimental : Où il y a du sentiment.

Tout cela est bien dans mon projet.

Mais aussi Labyrinthe : Édifice composé d'un grand nombre de chambres et de passages disposés tellement[5], qu'une fois engagé on n'en pouvait trouver l'issue.
Ensemble des cavités flexueuses situées entre le tympan et le conduit auditif interne.

---

[5] C'est-à-dire : de telle sorte.

Prologue

Préface de Joseph Conrad pour *Le Nègre du Narcisse,* 1897, L'imaginaire Gallimard

« Toute œuvre littéraire qui aspire, si humblement soit-il, à la qualité artistique doit justifier son existence à chaque ligne. Et l'art lui-même peut se définir comme la tentative d'un esprit résolu pour rendre le mieux possible justice à l'univers visible, en mettant en lumière la qualité, diverse et une, que recèle chacun de ses aspects...L'artiste donc, aussi bien que le penseur ou l'homme de science, recherche la vérité et lance son appel. Séduit par l'apparence du monde, le penseur s'enfonce dans la région des idées, l'homme de science dans le domaine des faits, dont ils émergent bientôt pour s'adresser aux qualités de notre être qui nous rendent capables d'affronter l'hasardeuse entreprise qu'est notre vie. Ils parlent avec assurance à notre sens commun, à notre intelligence, à notre désir de paix ou d'inquiétude, fréquemment à nos préjugés, parfois à nos appréhensions, souvent à notre égoïsme, mais toujours à notre crédulité. Et l'on écoute leurs paroles avec respect, car elles ont trait à de graves questions, à la culture de notre esprit ou à l'entretien convenable de notre corps, à l'accomplissement de nos ambitions, à la perfection de nos moyens et à la glorification de nos précieux objectifs. »

ARIANE, MA SŒUR

« Ariane, ma sœur, de quel amour blessée
Vous mourûtes aux bords où vous fûtes laissée ? »
Phèdre, acte I scène 3
Jean Racine.

Il me semble que ce sont les Grecs qui ont donné au Labyrinthe ses lettres de noblesse, même s'ils n'en sont pas les inventeurs. Tout le monde connaît Ariane, « La fille de Minos et de Pasiphaé[6] ». Thésée, qui lui devait tout, l'a lâchement abandonnée à Naxos. On lui pardonne cette conduite machiste puisqu'elle est à l'origine d'un chef-d'œuvre de Richard Strauss. Mais ne nous égarons pas, je voulais seulement souligner le fait que c'est une femme qui la première nous a sortis du labyrinthe. Or, la période moderne de cette histoire est une litanie de noms d'hommes : Flourens[7], Ménière, Barany… Il y a de quoi réfléchir : y aurait-il une malédiction d'Ariane ? Même dans les contes pour enfants, c'est un garçon, le Petit Poucet, qui sauve ses frères en semant des cailloux : les otolithes ?

J'aurai l'occasion de montrer le caractère imparfait de nos méthodes d'exploration du labyrinthe qui, à défaut d'en sortir, permettent au moins de nous y orienter. Mais nous attendons tous la nouvelle Ariane. Nous savons son nom : Potentiels Évoqués Vestibulaires.

---

[6] Alexandrin qui occupe une place de choix dans mon anthologie poétique personnelle.
[7] « Sa spécialité ? je crois qu'il enfonce des épingles dans la tête des lapins » *Le Comte de Monte-Cristo*, Alexandre Dumas

LE SENTIMENT MÊME DE SOI[8]

Au cours de nombreuses réunions, sessions de formation et autres séminaires entre passionnés du vestibule, il m'est arrivé plus d'une fois d'offrir mon corps, si ce n'est à la science, du moins aux essais balbutiants de candidats vestibulométristes. J'ai redressé des verticales défaillantes, j'ai tourné sur des fauteuils plus ou moins pilotés électroniquement, j'ai accepté qu'on introduise dans mes conduits auditifs des fluides, chauds ou froids, j'ai même laissé mes cervicales, douloureuses depuis des décennies, entre les mains d'apprentis-sorciers s'exerçant au rite ésotérique du VHIT[9]. Sans compter les plateformes traîtresses qui cherchaient à mettre mon équilibre en défaut.

Je n'ai cependant éprouvé que de très modestes sensations, loin des horreurs que redoutent, après avoir « regardé sur Internet », les candidats au fauteuil et qu'ils racontent ensuite. J'attribue ce résultat au fait que je savais parfaitement ce qui se passait en moi au cours de ces « épreuves ». Je pouvais imaginer (avoir l'image) de mes canaux semi-circulaires, de mes macules, et de ce qui était en train de s'y passer. Cela suffisait à rendre la chose, plus que supportable, banale.

Car c'est l'inconnu qui effraie.

---

[8] Titre du livre d'Antonio Damasio, que tout candidat à l'entrée dans le vestibule devrait avoir lu, avec celui d'Alain Berthoz, *Le sens du mouvement.*
[9] *Video Head Impulse Test,* Épreuve d'impulsion de la tête sous vidéo.

C'est pour cela que du passé, nous ne gardons paraît-il que le meilleur, c'est-à-dire l'illusion du bonheur, quand il ne s'agissait que de petites joies, même si, inéluctablement, nous en perdons la mémoire. Mais nous ignorons l'avenir et ne supportons pas cette ignorance ; les grands de ce monde eux-mêmes, dans l'espoir de percer le secret, n'hésitent pas à aller consulter des voyantes, je dis bien : la boule de cristal, le marc de café ou les tarots. Quant au présent, il n'existe pas, puisqu'aussitôt passé il pénètre dans l'avenir. Avec une exception, ce qu'on appelle « le moment de la mort ». Un moment que chacun redoute, car il est l'inconnu absolu. Il inspire la terreur. Le croyant lui-même n'en est pas à l'abri, car le doute est inhérent à sa foi. Seule la certitude de Dieu, qui sous différents noms est le même pour tous, pourrait nous délivrer de cette angoisse existentielle. Les Saints, paraît-il, y arrivent.

L'APPÂT DU GAIN

L'appât du gain ne doit pas être le moteur du vestibulométriste. Les épreuves qui étudient le fonctionnement du vestibule demandent un investissement matériel coûteux, beaucoup de temps et ne rapportent pas grand-chose (au tarif de la Sécurité Sociale).[10]

Si le gain est une notion capitale dans l'analyse des résultats des épreuves de la VNG, j'ai remarqué qu'elle est mal comprise par certains débutants. C'est pourtant simple si l'on veut bien comprendre que le gain est en réalité une perte. Voyons cela.

Le gain est une notion générale qui concerne tout système recevant une énergie sous une certaine forme et la restituant sous une autre forme : dans les épreuves de la VNG une énergie entrante, cinétique ou calorique essentiellement et une énergie sortante, qui s'exprime par le nystagmus (donc un travail des muscles oculaires et de transmission nerveuse). Il y a généralement entre l'entrée et la sortie une perte d'énergie, qui correspond à celle utilisée dans le système pour la transformation dont je parle. On pourrait aussi parler de rendement, une notion que j'ai apprise en classe de sixième. Monsieur Falvet[11] m'expliquait que sur mon vélo, je fournis-

---

[10] Épreuves plutôt que tests et explorent plutôt que testent, beaucoup de temps plutôt que chronophage et Sécurité Sociale plutôt que Sécu, surtout quand on parle de son fameux trou. Ces anglicismes ou néologismes nuisent à la poésie du sujet.

[11] Mon professeur de mathématiques au cours complémentaire de Decazeville.

sais une énergie d'origine musculaire qui se transformait en énergie cinétique faisant avancer l'engin. La perte entre l'entrée et la sortie était due à l'imperfection des bicyclettes de l'époque : leur poids, les frottements, l'adhérence des pneumatiques sur le goudron, etc., sans parler de mon peu d'aptitude pour le sport. On m'apprenait que c'était le moteur électrique qui avait le meilleur rendement, soit 95% de l'énergie entrante, l'électricité, restituée à la sortie sous forme d'énergie cinétique assurant le déplacement de la locomotive ; celle à vapeur faisait pâle figure.

Le gain ainsi défini, ou plutôt illustré, représente le rapport entre deux valeurs, il s'exprime donc en pourcentage.Les épreuves cinétiques se classent bien, on peut presque atteindre avec elles les 100%.

Je dirai tout le mal que je pense sur ce point précis des épreuves caloriques, qui restent pourtant indispensables pour l'instant. Il me semble illusoire de croire qu'elles peuvent être remplacées par le VHIT, puisque les deux explorent des systèmes différents : les cellules de type 1 qui répondent aux stimulations à haute fréquence pour le VHIT, les cellules de type 2 qui répondent aux stimulations aux basses fréquences pour la calorique.

Le gain mesure l'efficacité d'un système et en ce qui concerne le vestibule, celle des épreuves disponibles pour l'explorer.

La diminution du gain doit alerter le vestibulométriste sur une éventuelle atteinte du labyrinthe postérieur.

LE NYSTAGMUS
Une fenêtre sur le vestibule

Éric Ulmer écrit que « L'observation de mouvements involontaires rythmés des yeux remonte sans doute à la nuit des temps… ». Dois-je en conclure qu'il s'agissait de nystagmus périphériques ? En effet, ceux-ci s'abolissent plus ou moins dans la lumière.

En réalité, c'est la fixation – qui ne peut se faire dans l'obscurité – qui abolit le nystagmus. À une époque sans enregistrement des champs électriques ou sans caméra infra-rouge, on avait tourné la difficulté grâce aux lunettes de Bartels, loupes de 20 dioptries qui empêchent la fixation dans la lumière, permettant au nystagmus de s'y exprimer ; elles permettaient aussi à l'examinateur de mieux voir le mouvement.

C'est de cette façon que je suis entré dans le labyrinthe, sans trop savoir ce que je faisais, je l'avoue.

C'était à Toulouse, dans le service du professeur Jean Calvet, détestable patron (c'est presque un pléonasme, ou si l'on préfère une redondance) mais grand médecin. On confiait l'examen des vertigineux, considéré comme secondaire et peu glorieux, aux externes ou aux étudiants du CES (Certificat d'Études Spéciales, supprimé hélas depuis longtemps).

L'établissement d'une relation entre le nystagmus et les canaux semi-circulaires fonde ce qu'il conviendrait d'appeler la vestibulologie, du grec *logos* (parole), plutôt que vestibulométrie, du grec *métron* (mesure, celle-ci n'apparaissant que très récemment).

J'ai vu, tout au long des années de mon exercice professionnel, des dizaines de milliers de nystagmus.

Le nystagmus est un mouvement alterné du globe oculaire. On le voit très bien à l'œil nu, si j'ose dire, avec sa phase lente et sa phase rapide. La phase rapide est la plus facilement repérable. Dès les débuts de la vestibulométrie, c'est par elle qu'on a caractérisé le nystagmus : elle désignait le sens, droit, gauche, vertical supérieur ou inférieur ; le plan dans lequel il se produit, horizontal, vertical, frontal (nystagmus rotatoire, ou mieux, torsionnel) ; la fréquence, la durée ; et même, pour les plus fins observateurs, avec un brin de subjectivité, l'intensité. Mais ce qui est spécifique du nystagmus, c'est sa phase lente ; d'ailleurs, un nystagmus commence toujours par elle.

Puis vint le temps de l'enregistrement grâce à des électrodes qui mesuraient les variations du champ électrique engendré par les déplacements dans l'orbite du globe oculaire assimilé à un dipôle. Le progrès consistait surtout dans le fait de posséder un tracé, que l'on pouvait revoir, y compris à distance pour le comparer avec un nouvel examen, sans le caractère instantané de l'observation clinique. Mais pas seulement : je me souviens du tracé dit « d'empiètement »[12], qui était en quelque sorte celui d'une prépondérance directionnelle.

---

[12] Il est intéressant de rappeler de quoi il s'agissait. Le mouvement du fauteuil s'inscrit sous la forme d'une sinusoïde ; le nystagmus est droit dans le sens horaire du fauteuil et gauche dans le sens antihoraire. Si, par exemple, on observait un nystagmus droit sur la demi-période antihoraire de la courbe du fauteuil, on parlait d'empiètement droit (le nystagmus droit empiétait sur le gauche). C'était simplement une lecture graphique ; je ne crois pas me souvenir qu'on parlait de prépondérance directionnelle, mais c'était implicite.

C'est l'époque de mes vrais débuts, du voyage à Strasbourg. Plus tard, impressionné par Jacques Boussens, j'essayais de rationaliser ma lecture de l'ENG et j'avais fabriqué un abaque qui me permettait de mesurer en degrés la pente de la phase lente, à défaut de sa vitesse. Le vestibulologue en herbe tentait de devenir vestibulométriste, expression peut-être de son regret de ne pas avoir été ingénieur, regret qui ne devait jamais me quitter car j'aime la rigueur. Je suis pourtant devenu médecin.

Le stade suivant fut l'analyse informatisée d'un tracé électrique. Je n'ai pas bien su voir son intérêt, si ce n'est que la lecture en était facilitée et que ce système fournissait ce qu'on pouvait considérer comme des normes. Il faut reconnaître que cela incitait à un certain relâchement de l'effort d'analyse.

Puis vint la révolution de la vidéonystagmographie.

Est-ce que j'ai une g… de nystagmus ?

Je l'ai dit, c'est la phase lente du nystagmus qui est d'origine vestibulaire. Sa traduction graphique devient vite familière au débutant.

La phase lente est le résultat du réflexe vestibulo-oculaire (RVO). C'est un réflexe court qui prend naissance dans la crête ampullaire ; un premier relai se fait dans les noyaux vestibulaires[13] * et un autre dans ceux des nerfs crâniens concernés, jusqu'aux muscles de l'œil.

Le mouvement qui résulte du RVO se situe dans le plan du canal stimulé (Flourens) et dans le sens de rotation du liquide endolabyrinthique ; on peut dire qu'une grande partie de la vestibulométrie tient dans cette phrase.

On observera que ce sont de chaque côté 3 nerfs crâniens (les III, IV et VI) et 6 muscles (droits externe et interne, droits supérieur et inférieur, petit et grand obliques) qui interviennent dans la motricité oculaire ; c'est dire l'importance du regard dans la fonction de relation.

Encore faut-il reconnaître un nystagmus comme tel. Plusieurs critères sont essentiels pour authentifier un nystagmus au sein d'un tracé :

- La Vitesse de la Phase Lente (VPL), est au moins égale à 2°/seconde ;

---

[13] Les noyaux vestibulaires sont une fabuleuse gare de triage. Ils reçoivent des afférences sensorielles multiples (et notamment visuelles, vestibulaires et proprioceptives), d'autres de centres supérieurs (le cervelet en particulier) et les intègrent avant de les transformer, soit en interactions sensorielles (qui permettent notamment la compensation) soit en efférences motrices.

- Sa durée est de l'ordre de la seconde ; il existe une dérive lente du regard[14] qui peut durer plusieurs secondes et qui n'est pas un nystagmus, même si elle est suivie d'une secousse rapide ;
- En effet, une secousse rapide ne suffit pas à définir un nystagmus ! La genèse de la secousse rapide est d'une extrême complexité et ses anomalies sont d'origine centrale ;
- La VPL indique le sens du nystagmus : droit - gauche, vertical supérieur ou inférieur, à condition d'avoir sélectionné correctement les critères proposés par le logiciel de VNG (par exemple, la trace horizontale pour analyser un nystagmus horizontal), « cela va sans dire, mais cela va encore mieux en le disant » ;
- Il faut compter un certain nombre de secousses (et pas seulement 2 ou 3), se succédant régulièrement pendant un temps suffisant.

Il convient donc de prolonger suffisamment la recherche du nystagmus, car d'une part il peut tarder à se manifester, tel le nystagmus spontané (120 secondes sont la durée minimum de sa recherche) ; et d'autre part un nystagmus (notamment central) peut être intermittent.

On retiendra encore, et j'y insiste, qu'un nystagmus sorti de son contexte est « anonyme » : à part Jacques Boussens, je n'ai jamais vu personne lui donner une identité ; c'est l'opérateur qui le fait (en plaçant le nys-

---

[14] *A priori* physiologique, surtout avant la maturation définitive de l'oreille interne, il suffit d'observer un bébé pendant qu'il dort ou une personne pendant son sommeil paradoxal (mais c'est indiscret).

tagmus sous la rubrique indiquée sur l'écran) ; c'est particulièrement vrai lorsqu'on sort d'un programme « de routine », par exemple pour la recherche d'un nystagmus positionnel particulier demandé par le prescripteur et qui devra alors être mentionné manuellement par l'opérateur.

Je voudrais préciser enfin un point de nomenclature qui peut poser un problème au débutant. Qu'entend-t-on par « Nystagmus révélé » ?

J'ai le souvenir de longues palabres sur la distinction entre nystagmus révélé et nystagmus latent. Il me semble qu'on pourrait s'arrêter à « nystagmus provoqué » (par une stimulation) ; « provoqué » me semble plus explicite, l'opérateur, et à plus forte raison le formateur, auront intérêt à choisir ce terme et à s'y tenir.

Enfin, je rappelle qu'il n'existe pas de nystagmus « spontané » : on n'observe pas de nystagmus chez un sujet normal, n'ayant pas de pathologie, assis, les yeux ouverts dans la lumière, au sein d'un décor fixe, au cours d'une observation suffisamment longue. On désigne sous ce terme un nystagmus apparaissant sans stimulation instrumentale, mais il est en réalité provoqué par une atteinte vestibulaire ou centrale, donc pas du tout « spontané ». Seul le nystagmus congénital correspond à cette définition, car il n'est pas le fait d'une pathologie congénitale, on ne peut pas lui trouver de cause… dans l'état actuel de nos connaissances.

« Fréquence »

On parle de la « fréquence des épreuves » ; c'est une notion ambiguë qui pose un problème et pas seulement au débutant.

La fréquence en question est celle de la stimulation du canal semi-circulaire (CSC).

C'est facile à comprendre pour les stimulations pendulaires, qu'on appelle aussi rotatoires ou sinusoïdales[15] : la fréquence de stimulation est celle du mouvement du fauteuil ; c'est une sinusoïde, elle s'exprime donc en Hertz, nombre de périodes[16] par unité de temps.

C'est plus difficile pour l'épreuve calorique. On sait qu'au cours de celle-ci la stimulation est une variation thermique[17], qui provoquerait une circulation du liquide endolabyrinthique par un effet de convection ; cet effet augmente avec la température et diminue jusqu'à s'annuler lorsque le CSC n'est plus stimulé ; il existe un décalage entre le début et la fin de la stimulation et l'apparition et la disparition du nystagmus. On admet qu'une demi-période se mesure entre le début et la fin du nystagmus. La chose m'a toujours parue arbitraire ;

---

[15] Encore une difficulté de nomenclature ! elles sont nombreuses en nystagmographie ; on aura intérêt, je l'ai déjà dit, à adopter un terme et à s'y tenir.
[16] La période d'un signal est la plus petite durée au bout de laquelle le signal se reproduit identique à lui-même.
[17] Une énergie entrante proportionnelle à la variation de température.

c'est toutefois à partir de la période ainsi définie qu'on calcule la « fréquence » de l'épreuve calorique.

Les fréquences de stimulation vont des très basses fréquences (épreuve calorique : 0,003 Hz) aux très hautes fréquences (Vibrateur : 100 Hz[18]). Les mouvements naturels de la tête vont de 0,05 Hz (par exemple tourner la tête pour observer un panorama) à 5 Hz (par exemple recherche rapide d'un objet entrant dans le champ visuel).

On appelle « bande passante » l'intervalle des fréquences de stimulation dans lequel le canal fonctionne le mieux ; c'est celui compris entre 0,05 Hz et 5 Hz, le gain y est égal à 1 ; on le voit, elle correspond aux mouvements naturels : la nature est bien faite !

---

[18] C'est le cas pour les appareils professionnels ; des substituts initialement à visée plus ou moins érotiques ont été proposés, ils sont à proscrire.

MON VIOLON

Il ne faudra surtout pas confondre les fréquences de stimulation, dont je viens de parler, avec celles auxquelles sont capables de répondre les cellules ciliées de la crête ampullaire et qui vont de 0,001 Hz à 100 Hz. Un célèbre schéma résume clairement tout cela.

Pour bien comprendre le caractère extraordinaire de la capacité de réponse de la cellule ciliée, je vais faire une comparaison avec un violon. J'en possède un très beau, que m'avait offert ma mère ; elle avait eu l'idée saugrenue de me distinguer des enfants de l'époque, qu'on « mettait au piano » à l'âge de raison. Après une très longue interruption, j'ai repris l'étude de l'instrument à un âge plus que canonique, sans arriver à en tirer le son dont il est pourvu naturellement et qui faisait l'admiration de ma « professeure »[19]. Ayant tout de même pu intégrer en amateur une formation symphonique (le nombre élevé de musiciens permettant de masquer mes défaillances, à condition de savoir rester discret), je lui dois parmi les plus grandes joies de ma vie ; accompagner une belle et talentueuse soliste, Natacha T., dans le Concerto de Beethoven, en « l'insigne basilique » Saint-Sernin, ne fut pas la moindre.

Un violon, donc, est pourvu de quatre cordes et, grâce à une science de facture illustrée au plus haut niveau par Stradivari, Guarneri, Vuillaume, jusqu'au très médiatique et contemporain Vatelot, il permet de couvrir quatre octaves (nom féminin) et deux tons.

---

[19] Comme on dit maintenant.

J'ai demandé à mon référent mathématicien Ange Ortega à quoi pourrait correspondre la bande passante de la cellule ciliée : cela équivaudrait à une étendue comprise entre seize et dix-sept octaves sur un violon imaginaire !

Le mien m'a déjà donné bien du mal !

Calibration ou calibrage ?

Mon cher Dictionnaire encyclopédique Quillet – édition 1934 – définit le calibrage, il accepte calibrement et précise terme de marine, comme « l'action de donner à un canon... le calibre voulu, ou d'en mesurer le calibre ». Avant lui, Littré en faisait un terme de poterie : « l'opération qui consiste à abaisser un calibre sur l'ébauche de la pièce faite ». Le Petit Larousse, en 1982, ne l'admet toujours pas, qui est pourtant un peu la poubelle de la langue : il accepte en son sein à peu près tout, y compris des hommes politiques en activité ou des « chanteurs » que de mon temps on disait « de variété » et qui s'exprimaient en français. Mais le fait est que calibration n'existe pas, Joël de Rosa me l'a fait souvent remarquer lors de nos échanges quand nous nous égarions hors du vestibule. Calibration est un anglicisme, ou, à la rigueur, un néologisme si l'on admet le sens plus général pris par le mot.

Ces considérations ont-elles encore un sens maintenant qu'on qualifie de récurrent le moindre évènement qui se répète, alors qu'un nerf, branche du pneumogastrique gauche (10ème paire) – obsession des chirurgiens ORL – est ainsi qualifié parce qu'il revient en arrière ? Débuter est intransitif mais cela ne gêne plus aucun histrion télévisuel de parler de débuter un spectacle. Et que dire des tests qui permettent de bilanter un patient, alors que par une curieuse pudeur de vierge, dans ce laisser-aller sémantique général, on n'a plus le droit de parler de client ; qu'est-ce pourtant qu'un « bilan systématique » sinon une façon de l'exploiter ? Les vieux briscards savent bien qu'un malade est aussi un client et qu'il n'est pas toujours très patient ; il faut dire qu'on lui a promis la lune.

Quoi qu'il en soit, la calibration est un temps essentiel de la VNG et elle doit être faite en premier, faute de quoi, on s'expose à rendre celle-ci indéchiffrable, en trouvant des gains totalement fantaisistes. Cet impératif ne s'applique pas évidemment aux épreuves où le gain n'est pas mesurable, l'épreuve calorique par exemple, je dirai pourquoi ; si l'on ne fait qu'une « calorique » on peut la faire sans ce préalable.

La calibration sert à étalonner la machine d'abord, par rapport à elle-même en quelque sorte ; cette phase est automatique, on ne doit pas intervenir, sa fin s'annonce par un signal sonore et par les saccades de stimulation qui deviennent régulières ; ensuite, la machine se calibre sur le patient et cette phase requiert sa vigilance et la nôtre.

La calibration doit être bien faite ; il est inutile de commencer un examen VNG sans une calibration parfaite, tout serait faux et il serait dommage de ne s'en apercevoir qu'à la fin ! Cette calibration dite automatique peut être impossible si des parasites interviennent, un nystagmus spontané par exemple. On recourra alors à la calibration géométrique et, en dernier recours à la calibration statistique.

En pratique, il est essentiel de vérifier que les deux courbes de stimulation et de réponse nystagmique se superposent exactement, le gain est alors de 100% et les épreuves peuvent commencer.

LA VNG, UNE ÉPREUVE ?

Quand je dis que les épreuves peuvent commencer, je parle des différentes phases de l'examen appelé VNG, mais la VNG n'est pas une épreuve, elle est rarement désagréable. On a intérêt d'en persuader le patient ; le médecin prescripteur peut commencer cette préparation psychologique en lui décrivant l'examen (je le mimais sur mon fauteuil, cela devait paraître un peu ridicule, je n'en suis pas mort) et en insistant sur le fait qu'il n'est pas destiné à donner un vertige, mais seulement à stimuler le vestibule pour voir « ce qui n'y tourne pas rond ». Je vais jusqu'à déconseiller l'emploi du mot « vertige » quand il s'agit d'exécuter une VNG. J'ajoute que m'étant assez souvent proposé lors de nos sessions de formation des futurs techniciens comme cobaye, je peux garantir d'expérience ce que j'avance ici.

Avez-vous entendu « cobaille » ? Un de nos prosecteurs prononçait « kobé ».

Il est vrai aussi que notre éminent professeur d'endocrinologie, Marcel Sendrail, membre de l'Académie des Jeux Floraux de Toulouse, emporté un jour par sa fougue poétique, nous décrivait l'agonie d'un chien d'expérience qu'il représentait « battant des ailes ».

LA VISION, LE REGARD ET LE VESTIBULE

« Ainsi, sans que jamais notre amitié décide
Qui de nous deux remplit le plus utile emploi,
Je marcherai pour vous, vous y verrez pour moi. »
Florian 1755-1794

Il y a entre la vision et la fonction vestibulaire une complicité qui n'est pas celle de l'aveugle et du paralytique, l'entraide de deux infirmes. On connaît leur complémentarité depuis longtemps ; un des numéros de la revue d'ORL d'Yves Guerrier était intitulée « Le Nystagmus. Des ophtalmologistes parlent aux otologistes »[20] et il en avait confié la rédaction au professeur Larmande, ophtalmologiste du CHU de Tours, qui faisait alors autorité en la matière.

Ce fut pourtant oublié et je dois reconnaître dans cet oubli la responsabilité des ORL ; ayant découvert un outil d'exploration bien pratique, l'électronystagmographie[21], ils crurent pouvoir lui faire une confiance aveugle, s'exonérant de l'observation de la vision, qui approche soit dit en passant de la neurologie, comme ils le firent de l'examen clinique du patient, ne retenant

---

[20] Avril 1975, autant dire au siècle dernier ! La génération actuelle connaît bien le professeur Christian van Nechel, qui nous a tant appris.
[21] Il faut rappeler que le modèle à six pistes d'électronystagmographe étudiait la motricité des deux yeux simultanément ; la VNG demande pour le faire un casque spécial, peu répandu en pratique ORL courante.

pour l'étude de l'équilibration que les résultats fournis par l'ENG. C'est de la paresse.

Encore faudrait-il distinguer la vision, fonction sensorielle dont le récepteur est la rétine, et le regard, fonction motrice, dont je rappelle la sophistication neuromusculaire. On pourrait dire en simplifiant que la vision renseigne le vestibule, alors que le regard est l'expression, c'est le cas de le dire, du fonctionnement de celui-ci (voir *Une fenêtre sur le vestibule*). Que vision, regard, expression[22], soient réunis dans un même organe : l'œil, reste pour moi un objet d'étonnement socratique.

La grande révolution de la VNG d'Érik Ulmer fût de redonner toute sa place à la vision, oubliée pendant le règne de l'électronystagmographie, qui ne s'en servait pas ; au contraire, elle délivrait le praticien (croyait-il) de l'examen direct du nystagmus et plus généralement du regard.

Il est bon de rappeler que la VNG doit être systématiquement précédée de l'oculographie, sans laquelle elle risque d'être entachée de graves erreurs, j'en ai déjà parlé à propos de la calibration.

Mais les mauvaises habitudes sont tenaces et l'importance de l'oculographie n'est pas toujours bien comprise ; on voit encore des calibrations mal ou non faites,

---

[22] Je pense bien sûr aux regards célèbres qui ont bercé nos « rêves éveillés »... celui de biche d'Audrey Hepburn, mutin de Dany Carrel, fatal de Michèle Morgan, assassin de Rita Hayworth, mine de rien de Danièle Darrieux, divin donc lointain de Greta Garbo, suédois et un peu réfrigérant d'Ingrid Bergman...

ou des recherches de nystagmus spontané qui n'excèdent pas vingt secondes, par exemple.

L'intervention de la vision a d'autres aspects.

Le réflexe optocinétique en est un. Le résultat de ce réflexe est encore un nystagmus ; la stimulation est rétinienne périphérique, déclenchant une phase lente dans le sens de la scène visuelle ; la phase rapide tend à ramener la fovéa sur la cible ; les deux font appel au système neuromusculaire de la motilité oculaire. La stimulation et son résultat mettent en jeu un seul et même organe : l'œil.

On recherchait déjà « de mon temps » le nystagmus optocinétique. En ai-je entendu parler, et du tambour de Barany ! Il est toujours aussi mal compris : certains croient qu'il explore le vestibule, alors que ses deux phases, lente et rapide, sont d'origine rétinienne, montrant bien le rôle respectif des rétines centrale (la fovéa) et périphérique.

Sa recherche est la plupart du temps mal faite, dans la salle où l'on pratique la VNG, éclairée par les écrans qui l'encombrent, avec une stimulation réduite à un damier projeté sur un écran dont la surface est limitée et parfois même en demandant au patient de « fixer » le centre de l'image !

En réalité, la recherche du nystagmus optocinétique demande un investissement : *camera obscura* qui lui soit réservée[23], immersion du sujet dans le stimulus visuel grâce à une boule spéciale, etc. Les mêmes erreurs se perpétuent. Or, les altérations de l'optocinétique sont

---

[23] Et non « dédiée », qui est un américanisme inutile.

d'origine centrale ; il ne faut accorder aucun crédit aux fausses « stimulations optocinétiques » que j'ai dénoncées car si leur résultat est « positif », on l'attribuerait à tort à une telle origine.

Un vrai optocinétique ou rien !

L'épreuve de fixation est un autre exemple. Elle a ceci d'extraordinaire qu'en faisant disparaître le nystagmus (on peut le comprendre), elle supprime aussi le vertige (c'est un des principes de la rééducation).

On le voit, la vision et la fonction vestibulaire représentent en réalité une véritable symbiose, qui se définit, plus que comme une addition, comme une association réciproquement profitable : chacun des éléments y gagne en efficacité.

Qui de nous deux remplit le plus utile emploi…

REGARD ET VISION
« T'as de beaux yeux tu sais… »

On ne confondra pas vision et regard.

La vision est assurée par la rétine, qui est l'organe du sens de la vue. Le centre de la rétine, la fovéa, dirige le regard. Avec elle, nous recherchons sans cesse, et volontairement, une cible à fixer, car c'est un élément de l'équilibre. Au point que cette fixation peut abolir un nystagmus (et curieusement, l'impression de vertige : comme si l'effet commandait la cause, ce qui est contraire à tout raisonnement philosophique, au moins cartésien). Comme nous ne pouvons bien sûr fixer que dans la lumière, on dit que la lumière abolit le nystagmus (au moins le nystagmus périphérique) ; on voit bien que c'est une approximation. La rétine périphérique, elle, reconnaît plutôt le mouvement ; elle est à l'origine d'un nystagmus, qui n'est donc pas vestibulaire et qu'on appelle optocinétique (je préfère dire que c'est la stimulation qui l'est). Voilà en tout cas du nouveau et ce n'est pas fini : il existe aussi un nystagmus d'origine proprioceptive. Nous en reparlerons (COR).

Le regard est l'ensemble du mécanisme neuromusculaire qui dirige l'œil vers sa cible. Une de ses expressions est le nystagmus. Mais le regard est infiniment plus que cela. Pour paraphraser Stendhal, c'est un langage, partout et toujours. Les longues heures passées en bloc opératoire ne m'ont pas laissé que de bons souvenirs. Me reste le regard des infirmières au-dessus de leur masque. Je ne voyais que lui, leur tenue pouvait suggérer ce qu'il disait. Je dirigeais avec force ma rétine centrale sur le champ opératoire, ma rétine périphérique entretenant le flou que je m'imposais, par principe et je le dis malgré la banalité du propos, par respect. J'ai en effet appris d'elles une grande part de ma profession, outre quelques petites astuces. C'est elle plus que moi qu'attendait mon opéré dans sa chambre, c'est d'elle qu'il se souvenait, c'est elle qu'il évoquait plus tard. J'ai mis longtemps à le comprendre et à l'accepter. Maintenant que j'ai plus que deux fois l'âge canonique, plus rien ne m'empêche de le leur dire : elles étaient toutes belles et leur regard, derrière le masque, le plus bel atout de leur beauté, me subjuguait.

« Qu'est-ce qui force l'homme à ouvrir les yeux, sinon le besoin de vertige ? »
Raymond Abellio

ET MON VERTIGE, DOCTEUR ?

De là à dire que l'exploration et le traitement des vertiges doit revenir aux orthoptistes[24], il y a un grand pas qu'il faut se garder de franchir.

L'exploration vestibulaire ne saurait se passer de « l'outil » oculaire. Il conviendra de se tourner au besoin vers les spécialistes de sa double fonction : sensorielle et motrice.

Un coordonnateur des explorations et des soins reste indispensable ; il me semble que l'ORL, s'il s'en donne la peine, est bien placé pour cela.

Mais souvenons-nous toujours que l'équilibre appartient au patient. Lorsque l'étude des vertiges devint une discipline à part entière, les outils d'étude du vestibule se multipliant, il fut une période où, éblouis par ce nouveau savoir, il nous arrivait d'en oublier l'objet ; il ne manquait pas de se rappeler à moi, une petite voix me murmurant « Et mon vertige, docteur ? » ; était-ce celle du patient ou celle de ma conscience ?

Je n'avais à proposer que des traitements dont je ne voyais pas le résultat et auxquels je ne trouvais que des inconvénients : l'acétylleucine ou la bétahistine[25] par exemple. On admettait d'ailleurs (et on admet toujours) que leur mécanisme d'action est inconnu. On conseillait

---

[24] Peu amateur et d'ailleurs peu au courant des querelles de clocher, j'ai cru comprendre qu'il existait une revendication dans ce sens…
[25] Pour ne pas les nommer, mais chacun reconnaîtra le sien.

de les arrêter huit jours avant une ENG ! Bref, je n'en ai de ma vie prescrit un seul comprimé.

J'ai cru longtemps aux « médicaments à visée vasculaire »[26] ce qui ne veut rien dire et je m'en veux d'avoir mis aussi longtemps à les abandonner : j'ai encore honte d'un tel aveuglement et que je ne sois pas le seul dans ce cas n'est pas une excuse !

Par contre, j'ai été très tôt convaincu par la rééducation (ou réhabilitation ?) vestibulaire.

Dès le début des années 80, j'avais assisté à Perpignan au congrès d'une société savante d'ORL, la *Societas oto-rhino-laryngologica latina*, si j'ai bonne mémoire. En 1966, son congrès avait eu lieu à Toulouse et le professeur Calvet nous y avait invités, mon épouse et moi, dans un de ses élans de générosité aussi rares qu'appréciés. Il avait fait, lors de la soirée de gala traditionnelle, une entrée remarquée : alors que tous les convives étaient à leurs places, il était apparu précédant madame Calvet, au son d'une Toulousaine tonitruante imposant le silence à l'assemblée. Il était en costume de Chevalier de l'Ordre de Malte, auquel il appartenait. Qui oserait une telle chose aujourd'hui ? Hélas…

Alain Semont était intervenu durant le congrès et avait parlé de la méthode qu'il venait de mettre au point.[27]

J'ai tenté dès cette époque d'introduire la rééducation vestibulaire dans la pratique du petit groupe que j'avais constitué autour des vertiges, sans convaincre

---

[26] En tout cas je les ai prescrits.
[27] En 1980, la même année qu'Epley décrivait la sienne.

personne. Il fallut attendre encore longtemps et que des voix plus écoutées que la mienne s'élèvent pour en célébrer les vertus.

« Il ne suffit pas de savoir faire, il faut faire savoir. »

J'aurais dû me prendre plus au sérieux.

Vertigo

On entend souvent dire « j'ai le vertige ». Le étant article défini, « j'ai le vertige » devrait vouloir signifier que le locuteur souffre d'une maladie bien spécifique nommée vertige, comme la varicelle ou la grippe espagnole.

« Un » vertige conviendrait mieux, article indéfini qui s'emploie pour renvoyer à une personne ou une chose non identifiée, dans un groupe générique, comme : un homme, ou une automobile.

Car en réalité, ce n'est même pas, la plupart du temps, un vertige.

Le vertige est une illusion de déplacement de l'environnement autour de soi ou de déplacement de soi-même dans l'espace. Dans le langage courant, ce que les patients appellent vertiges sont en réalité le plus souvent des instabilités, ou des malaises d'origine et d'aspect différents.

L'un d'eux est la peur du vide. Dans la plupart des situations de la vie courante, la bonne coordination des trois éléments de l'équilibration, vestibulaires, visuels et somesthésiques[28], * aboutit à l'équilibre. Des conditions inhabituelles de vision (grande hauteur), de la proprioception (passage étroit), éventuellement de la fonction vestibulaire (manège) altèrent ce trépied et leurrent le sujet : elles lui donnent une fausse information sur une

---

[28] ou proprioceptifs.

réalité bien tangible pourtant et qui d'ailleurs ne lui échappe pas.

L'acrophobie[29] se manifeste certes par une peur du vide, mais la peur devient panique et irrationnelle ; c'est une véritable phobie.

Si l'angoisse apparaît, c'est un pas de plus, qui amène à la névrose phobique.

L'origine d'une névrose est souvent relative à un traumatisme plus ou moins récent ayant atteint l'état psychologique de la personne ; mais le patient a totalement conscience de ses troubles et n'est pas du tout « déconnecté » de la réalité.

La psychose se distingue essentiellement de la névrose par le fait que le sujet psychotique n'a pas conscience de ses troubles et qu'il perd contact avec la réalité. Maladie mentale ignorée de la personne qui en est atteinte, elle provoque des troubles de la personnalité (la paranoïa, la schizophrénie…).

James Stewart alias John Ferguson, dit Scottie, nous avait bien prévenu, dès les premières minutes de *Vertigo* (1958) d'Alfred Hitchcock, lorsqu'il décrit son trouble à une amie (qui fût un peu plus ?), la confortable

---

[29] De *akron*, sommet, hauteur. Notons qu'il existe une acrophobie inversée, qui se manifeste dans le regard vers le haut ; c'est ce qu'aurait pu ressentir Audrey Hepburn si elle avait levé la tête sur le sommet des gratte-ciels de New York au lieu de regarder la vitrine de Tiffany. Mais alors, je n'aurais jamais assisté à son Breakfast sur la 5th avenue. Douce Audrey Hepburn dont chaque film est un scandale !

Midge ; il ne dit pas « J'ai le vertige », mais » Je suis atteint d'acrophobie »[30]. Pourtant, passant outre cet avertissement, nous nous laissons envoûter par Kim Novak, alias Madeleine-Carlotta-Judy. Dans le dernier quart d'heure du film, la réapparition d'un collier incrusté de pierres rouges sera la preuve ultime de sa complicité avec Gavin Elster, le mari assassin de la véritable Madeleine. Scottie vaincra son « acrophobie » pour suivre Madeleine-Judy au moment où elle se suicidera, sans qu'il puisse l'en empêcher, sur les lieux mêmes où avait été assassinée celle dont elle avait pris l'identité. Entre temps, nous aurons assisté à l'évolution de la peur du vide de Scottie en une véritable psychose. La dernière scène est ambigüe : ce nouveau choc a-t-il guéri Scottie, ou sa folie est-elle à son comble ? En haut du clocher, il s'approche dangereusement du vide… Le génie d'Hitchcock est de nous égarer dans la folie de chacun des personnages, jusqu'à la fin, réalisant un des plus grands films de l'histoire du cinéma.

À vrai dire, tout le monde est un peu fou dans ce scénario !

Et la scène du clocher, deux fois dans le film, me donne des *Sueurs froides*.

---

[30] Scottie est victime du souvenir de la chute du haut d'un immeuble de son ami qui est mort en lui portant secours.

CIRCULEZ, Y'A RIEN A VOIR !
Système inertiel

On m'a appris, et j'ai eu l'occasion d'enseigner, que la circulation du liquide endolabyrinthique dans le canal semi-circulaire, en inclinant la cupule dans un sens ou dans l'autre, était à l'origine de la stimulation des cellules ciliées. La première loi d'Ewald ne dit rien d'autre.

J'avais fait réaliser[31] de magnifiques animations qui illustraient ce principe et dont je me servais pour l'initiation de nos stagiaires.

Pourtant, dans mon for intérieur, je le confesse, je n'y ai jamais vraiment cru, et de moins en moins à mesure que les progrès de l'observation micro-anatomique nous montraient que la cupule ne se balance pas librement dans l'ampoule mais est en réalité une cloison élastique, élastique mais étanche. Ce serait donc la déformation de cette sorte de valve qui entraînerait l'étirement des cellules ciliées, et leur stimulation.

Si l'on y réfléchit, comment le liquide pourrait-il d'ailleurs circuler dans le canal ?

Prenons l'exemple du CSC externe. Il mesure 5 mm de diamètre et le diamètre intérieur de sa lumière est de 0,5 mm. On peut supposer que pour que le liquide circule, l'axe de rotation devrait être le centre du cercle dans lequel s'inscrit le canal. Ce n'est pas le cas : l'axe de rotation passe par le centre du trou occipital ; le canal est donc à l'extrémité d'un bras de levier de

---

[31] Par Nicolas Rousset

quelques centimètres et la configuration est plutôt celle d'une fronde. La force exercée sur le liquide est proportionnelle à l'accélération (en°/sec/sec) et à la longueur du bras de levier (soit la distance entre le centre du trou occipital et celui du canal).

Cela pourrait s'exprimer ainsi : $e = mc^2$; e étant l'énergie produite, m la longueur du bras de levier et c^2 l'accélération angulaire. Si l'on admet cette proposition – toute relative – il reste à expliquer le mécanisme qui stimule la cellule ciliée : une force centrifuge ? Je ne crois pas que cela change grand-chose aux lois que nous connaissons, en tout cas dans les limites de ce que nous explorons. Mais si, comme je le suggère, un mécanisme différent de celui généralement admis est en jeu, toutes les lois sont peut-être chamboulées et faut-il revoir notre exploration du canal ; je pense en particulier à l'épreuve calorique et au mouvement de convection que j'ai déjà évoqué et mis en doute.[32]

Ces réflexions permettent-elles d'expliquer que certains résultats « collent » si mal avec le reste d'une exploration ? Nous connaissons tous ce genre de discordances.

« Circulez, y'a rien à voir ».

---

[32] Je rappelle que de bien plus savants que moi l'on fait et se sont demandé si ce n'était pas la seule variation thermique qui était le « stimulus ».

LA VERTICALE SUBJECTIVE

« Mais elle ne se laisse pas faire
La pomme
Elle a son mot à dire
Et plusieurs tours dans son sac de pomme
La pomme
Et la voilà qui tourne…
…Sournoisement sur elle-même
Doucement sans bouger
Et comme un duc de Guise qui se déguise en bec de gaz
Parce qu'on veut malgré lui lui tirer le portrait
La pomme se déguise en beau bruit déguisé. »
Le peintre, la pomme et Picasso
Jacques Prévert

La Verticale Subjective nous relie à l'Univers. Nous l'oublions, car nous sommes enfermés dans nos laboratoires, occupés à mesurer ses déviations et à en faire une moyenne, tel le businessman de la quatrième planète visitée par le Petit Prince : » Cinq cent un millions de… je ne sais plus… Je suis sérieux, moi… » et qui oublie la présence de l'Enfant.

Le miracle est pourtant là, dans notre modèle interne de verticalité.

Nous avons vécu 2000 ans dans un monde Euclidien, qui était bien suffisant pour nous repérer dans notre vie quotidienne, et même pour aller sur la Lune. Il suffisait d'un point connu dans l'espace, où se croisent trois lignes perpendiculaires entre elles.

Puis vint Newton.

Et sa pomme. L'ayant vu choir d'une branche de pommier, il en déduisit, je simplifie ! La théorie de la gravitation universelle ; tel Archimède sortant du bain et courant tout nu dans les rues d'Athènes en criant Eureka ! Il a bien vu aussi l'énigme qu'engendrait son raisonnement : quel était le lien qui retenait la Terre et le Soleil, là où il n'y a que les espaces inatteignables[33] ?

Quand il s'est agi de les affronter pour aller sur Mars, ou ce qui revient au même dès qu'on a cru voir apparaître dans nos campagnes des petits bonshommes verts débarquant de leur « soucoupe volante », on s'est demandé le temps qu'il faudrait pour nous rendre sur la « planète rouge ». Si l'on pouvait facilement le calculer, ainsi que notre trajectoire, dans quel état en reviendrions-nous : rajeunis ? De combien ? La grande question de l'espace-temps était posée. Pour la résoudre, il aurait suffi que notre vaisseau spatial nous propulsât à des vitesses qu'aucun moteur n'est capable d'obtenir, et qu'il s'arrachât à l'attraction terrestre à la façon des engins intersidéraux des auteurs dits d'anticipation, comme si elle n'existait pas.

Il fallait entrer dans un monde nouveau qui était celui de l'infini, bien loin d'Euclide et de ses trois plans.

C'est alors qu'Einstein eut l'intuition de l'espace relatif ; comme Newton, il sut la théoriser, c'est-à-dire la traduire en langage mathématique.

---

[33] J'emprunte ce néologisme poétique à Jean de La Ville de Mirmont

À ma connaissance, Einstein n'a pas étendu sa vision, après l'infiniment grand, à l'infiniment petit et l'on parle toujours de physique nucléaire ; il existe pourtant un monde atomique, certainement réductible lui aussi à une formule mathématique ; on peut rêver à une formule unique qui réaliserait l'unification conceptuelle de l'Univers.

Y a-t-il une limite entre le monde euclidien et l'espace relatif d'Einstein ? Dans l'espace relatif, la courbure de l'espace-temps rend tout très simple. Car la Nature est simple ; je doute que les multi-espaces plus ou moins ondulés qu'on nous propose aient des chances de traduire une réalité : ce sont des imaginations de savants ![34]

Revenons sur terre ! Notre verticale subjective est la sensation, mise à notre portée, de la gravitation. Nous avons à notre disposition pour cela des instruments de mesure ; on revient à notre examen de la Verticale Subjective et on reparle des otolithes, des macules et des canaux semi-circulaires, de la vision et du regard, etc. Mais aussi d'une sensibilité (plutôt sensorialité ?) qui irait se loger dans les entrailles de notre organisme. Au sens propre, puisqu'il s'agit ici de l'estomac. On parlait beaucoup du plexus solaire, si mystérieux, dans mon enfance et je lui attribuais des pouvoirs magiques. Pendant mes études, la médecine, friande de ces volte-face périodiques, l'avait remisé dans les oubliettes de la science ; on y revient.

Ainsi, nous portons en nous ce qui nous fait prendre conscience du monde, que dis-je, de l'Univers !

---

[34] Il faut le dire avec l'accent de Mound des Parpaillons.

Mais voici le plus beau. Une perturbation peut intervenir dans notre système perceptif de la verticalité, nous sommes tout désorientés par l'atteinte d'un de ses rouages. Mais il se produit une compensation[35], grâce à l'interaction des mécanismes et à la plasticité neuronale.

En quelques jours, nous redevenons le centre du monde ; devrais-je dire le nombril ?

P. -S. : Bien sûr, tout cela est approximatif de ma part. La gravité ne serait pas une force, mais la conséquence d'une déformation de l'espace-temps. C'est la relativité générale d'Albert Einstein, dont un des fondements serait le principe d'équivalence, qui fait que le plomb et la plume tombent à la même vitesse dans le vide. Allez comprendre !

---

[35] J'en reparlerai.

COMPENSATION

« …Par l'ordonnance de Nature »
Rondeau
Charles d'Orléans.

Je cherche dans mon dictionnaire des synonymes ceux de compensation. Je ne trouve que des mots grossièrement matérialistes : dédommagement, indemnité, récompense…

Or, la compensation est une ordonnance de nature qui fait intervenir une admirable anatomie fonctionnelle, dont j'ai déjà donné une idée.

L'équilibre, c'est admis, repose sur un trépied : vision, vestibule, proprioception. C'est ce qu'on m'avait appris, et que cette énumération était aussi une hiérarchie.

Rien n'est plus stable qu'un trépied, puisque trois points s'inscrivent toujours dans un plan.

Un pied supplémentaire peut poser des problèmes : qui n'a jamais été ennuyé par une table de restaurant instable et plus encore, par un serveur s'affairant pour tenter vainement de la « caler » ?

On peut aussi se tenir sur un pied. Cette station unipodale chancelle avec l'âge, dès la soixantaine. La bergère traie ses chèvres en s'appuyant (par pudeur je ne dirai pas ce qu'elle appuie) sur un tabouret à un seul pied.

En cas de pied cassé, les deux autres le remplacent, le compensent, quitte à bousculer la hiérarchie, qui apparaît alors bien fragile.

La compensation est donc un mécanisme ; mais c'est aussi un état nouveau, celui qui résulte de la substitution d'une fonction par une autre.

Mais il n'y a pas que cela. On m'a appris dans mon enfance que nous naissions avec un stock de neurones et qu'il fallait faire avec lui, jusqu'à la mort ; les neurones qui viendraient à être lésés le seraient définitivement !

C'est dans les années 80 du siècle dernier, il y a à peine quarante ans ! que nous a été révélé le concept de plasticité centrale.

J'en ai entendu parler la première fois en allant écouter Michel Lacour. Je me souviens très bien des magnifiques images de microscopie électronique qu'il nous montrait, sur lesquelles on voyait des axones repousser et se reconnecter à des neurones proches.

Son chat marchant sur une poutre rotative était connu comme le loup blanc, si j'ose dire, et la preuve vivante de ces phénomènes de reconnexion, mais aussi de réajustement de la fonction ; c'était en même temps les prémisses de la rééducation. J'ai pourtant le souvenir bien présent du scepticisme qui accompagnait les démonstrations de Michel Lacour à l'époque ; quelques sourires ironiques traînaient sur les visages de l'assistance médicale. Il s'agissait ni plus ni moins de balayer l'enseignement de plusieurs générations de savants et on connaît notre résistance au changement.

Puis, la notion de référence interne s'est installée, que j'ai évoquée dans le chapitre précédent.

Mais voici qu'on envisage maintenant, à partir d'observations chez des mammifères, l'hypothèse d'une régénération des cellules ciliées elles-mêmes !

Que pensent les partisans de l'homme augmenté de ces limites toujours reculées, par la seule grâce de nos connaissances et de nos capacités naturelles?

> « De la pesanteur affranchi,
> Sans y voir clair il eût franchi
> Les escaliers de Piranèse. »
> Théodore de Banville

PROPRIOCEPTION

> « Il…luttait vainement…
> afin de trouver un emplacement de terre ferme,
> qui ne se dérobe pas sous ses pieds. »
>
> *Pluie et vent sur Télumée Miracle,* p. 37
> Simone Schwarz-Bart, Éditions Points

La proprioception a été qualifiée de « sixième sens ».

Elle prendrait alors place aux côtés de la vue et du toucher qui caressent, du goût et de l'odorat qui parfument, de l'ouïe qui écoute ; car le monde ne serait pas si nous n'avions les sens pour l'appréhender. Et sans cette « perception même de soi » – pour paraphraser Damasio – qu'est la proprioception, le reste ne serait rien, car c'est elle qui permet de nous sentir au monde (comme on dit qu'on y vient), j'ai essayé de l'expliquer en parlant de la verticale subjective.

Je ne suis pas sûr que j'en étais là de mes réflexions quand je suis entré par hasard, par hasard ? comme je l'ai raconté, dans le labyrinthe. Mon seul but , celui dont je me souviens en tout cas, était alors d'aider mes patients à retrouver leur équilibre.

Dit d'une autre façon, que voulaient-ils eux-mêmes me dire en me racontant leur vertige, ou parfois en refusant de me le raconter, d'autres fois encore en le déguisant sous un autre nom, en exagérant – ou en minorant – son intensité ?

Pourquoi dépenser une telle énergie et de tels moyens pour m'enfoncer avec eux dans ce dédale, pour finir par tant de désillusion, c'est-à-dire, en premier lieu, d'inaboutissement de ma recherche ?

Mes efforts pour introduire l'étude de la proprioception dans notre pratique fut en effet un échec. J'avais pourtant insisté très tôt sur son importance, mais le sujet était loin d'être « consensuel ». L'aspect économique ne doit pas être négligé : j'ai déjà souligné l'investissement en matériel et en temps que nécessite l'exploration de la posture, ignoré du législateur qui refuse toujours une reconnaissance pécuniaire (par l'intermédiaire d'une « cotation » de l'acte).

Des « plateformes » furent conçues et fabriquées pour l'exploration globale de l'équilibre : vision, fonction vestibulaire, proprioception. Mais elles étaient aussi faites pour la rééducation ; cela augmentait leur prix, principal obstacle à la diffusion dans nos cabinets de praticiens centrés sur le diagnostic. Pourtant, il existe de nombreux outils plus rudimentaires, destinées à tous ceux qui s'intéressent à l'affaire de près ou de loin : podologues, etc. Il aurait suffi d'en adapter un à nos besoins. J'ai cru pouvoir intéresser une « start-up » qui avait fait l'objet d'un reportage à la télévision. En bon bricoleur, j'ai réalisé un prototype ; je suis « monté » à Paris avec mon projet sous le bras. En réalité, ce que je proposais était une plateforme *low cost* ; elle n'était tout simplement pas rentable.

Les kinésithérapeutes vestibulaires, pendant ce temps, faisaient d'énormes progrès dans le domaine de la rééducation des vertiges ; ils ne pouvaient pas ignorer le matériel, même coûteux, mis à leur disposition. Dans un premier temps, les ORL, qui furent longtemps les spécialistes de l'équilibre (même s'ils étaient méprisés par les neurologues), conclurent une alliance avec les « kinés » ; ainsi naquit une collaboration fructueuse pour un diagnostic et un traitement digne de ce nom des « vertiges ». Malheureusement, un autre phénomène accompagnait cette évolution : la vulgarisation de ce domaine médical jusque-là ignoré. Au cours de soirées d' « enseignement postuniversitaire » sponsorisées par les laboratoires pharmaceutiques prétendument concernés (voir plus haut), des ORL d'abord, puis d'autres, prétendirent expliquer les dessous du vertige. Le vertige paroxystique positionnel bénin (VPPB) fit florès ; ce fut le succès des « cristaux » (les otolithes migrants) et de la « manœuvre ». Celle-ci, adaptée et popularisée par Alain Semont, qui n'est pas responsable des dérives qui suivirent, échappa complètement au contrôle des ORL. En cas d'échec, on faisait appel au « kiné » ; et celui-ci, à sa déontologie défendante, se vit ainsi chargé du diagnostic, ce qui n'était pas du tout sa vocation initiale.

Je finirai sur la belle image d'un cheval au galop. Au cours du mouvement, il n'arrive qu'aucun des sabots ne touche le sol ; une partie de sa proprioception est donc absente. Mais « la plus noble conquête de l'homme » garde constamment la tête haute et si l'on observe bien, on voit qu'elle reste dans un plan horizontal fixe, celui de son système vestibulaire. Merveilleuse complémentarité des éléments qui concourent à notre équilibre.

« Il est aussi noble de tendre à l'équilibre qu'à la perfection ; car c'est une perfection que de garder l'équilibre.»[36]

---

[36] Jean Grenier, philosophe (Cette citation est ce que j'appelle « au second degré » : elle est tirée d'un texte tiré d'une

de mes lectures, qui lui-même citait…on pourrait, avec Gide, appeler cela une mise en abyme).

Une histoire de fesses

Il faut bien appeler les choses par leur nom. Eut-il été plus séant de le dire ainsi ? Ou fallait-il parler de siège, mot qui désigne à la fois un meuble « Prends un siège Cinna… » et ce qu'on pose dessus ?

Bernard Ziegler, Polytechnicien, ne se faisait pas prier pour évoquer ses souvenirs de pilote d'essai. « Les fesses bien calées dans mon siège… » ; il ne faisait plus qu'un avec son appareil, il le « sentait », il devenait lyrique. Littéralement, il s'envolait.

C'était chez nos amis Ortega, autour d'une cheminée, dans l'odeur et le craquement des bûches, un soir d'automne. Ange est Centralien. Il a fait partie de la première équipe d'Airbus, et y a joué un rôle important tout au long de l'aventure des A300.

Ce souvenir m'est revenu quand j'ai voulu parler de la proprioception. On désigne sous ce nom la perception que nous avons de la position des parties de notre corps entre elles et dans l'espace. C'est un véritable sixième sens, autonome, qui intervient dans l'équilibration (le mécanisme qui aboutit à l'équilibre), associé à la vision et la fonction labyrinthique.

Lorsque B. Ziegler écrit[37] que « Les fesses d'un pilote sont presque aussi utiles que son cerveau », je

---

[37] *Les cow-boys d'Airbus* p 103. Je rappelle que nous vivons environ huit heures par jour assis.

comprends qu'il a eu l'intuition de la proprioception mais qu'il en ignorait l'existence.

Le rôle du « sixième sens » dans l'équilibration est illustré par l'expérience de la rôtissoire que décrit A. Berthoz. Un volontaire est solidement arrimé à un brancard pivotant autour d'un axe horizontal ; « l'entrée » visuelle est supprimée en lui demandant simplement de fermer les paupières ; la sensation de rotation est donnée par le vestibule ; si, par un astucieux système de vérin, on exerce une pression progressive sur la plante de ses pieds, le cobaye a l'impression de se redresser, jusqu'à ressentir qu'il est debout. Ce phénomène est lié à la proprioception plantaire ; fortement sollicitée, elle prend le pas sur la fonction vestibulaire.

Pourtant, dans notre pratique ORL, la proprioception est la grande oubliée et il y a notamment des raisons économiques à cela. On peut certes éluder le problème en plaçant les troubles de l'équilibre dans le fourre-tout des « vertiges » ; les patients sont les premiers à les incriminer au moindre malaise « lipothymique ». Le pas sémantique franchi, on ignore d'éventuels scrupules de rationalité ou d'éthique : on « fait une VNG ». On en pratique ainsi des milliers qui n'ont aucune chance de donner une réponse. Par exemple, dans les troubles de l'équilibre du sujet âgé, la VNG indiquera tout au plus le caractère « central » du trouble ; il suffisait d'écouter le patient pour s'en convaincre ! J'avoue que pendant de longues années je n'ai pas échappé à cette aberration.

Mais l'évaluation de l'équilibre ne peut se faire qu'avec une plateforme de posturographie ; le prix de celle-ci et l'absence de remboursement de l'examen peuvent expliquer – et même justifier – la réticence de cabinets à s'équiper, d'autant plus si leur activité dans cette branche est accessoire. La prise en charge des troubles de l'équilibre étant parfaitement assurée par nos collègues kinésithérapeutes, nous leur confions volontiers nos patients après une VNG « qui n'a rien montré ». C'est donc « par défaut », que nous leur déléguons la responsabilité du diagnostic. Cette délégation de tâches en offusque certains. Quant au traitement, c'est spécifiquement leur métier, nous le leur déléguons implicitement, ce qui n'a rien de choquant *a priori*. Cette confiance réciproque s'entend bien sûr entre personnes bien formées, il ne suffit pas de s'autoproclamer « kinésithérapeute vestibulaire », ou de mentionner « Vertiges » sur ses ordonnances. Je reparlerai de ce partage des tâches.

LA CANNE DU PROFESSEUR NICOLAS ROHNER
de l'Institut Pasteur

« Il dit : « Ma canne prolonge ma sensibilité tactile et musculaire de quatre-vingt-cinq centimètres. Elle prolonge et elle transforme toutes mes sensibilités, sauf la sensibilité thermique. Je perçois, avec ma canne, des sensations que je n'obtiendrais pas avec ma main. »
La chronique des Pasquier
Tome 6 : Les maîtres, Livre de poche, p. 84
Georges Duhamel

Vous avez à ce stade tous les éléments pour comprendre le rôle de la canne du professeur Rohner, personnage de *La chronique des Pasquier* et me semble-t-il idéal moral de Laurent Pasquier, le narrateur, l'alter ego de Georges Duhamel, lui-même médecin ; l'autre « Maître » est le professeur Olivier Chalgrin du Collège de France, son idéal scientifique.

« Tous les éléments pour comprendre » au moins ceci : « Ma canne prolonge ma sensibilité tactile et musculaire de quatre-vingt-cinq centimètres ». Il s'agit là de proprioception, avec laquelle nous sommes familiarisés.

La station debout utilise la proprioception plantaire (qui je le rappelle, est un des premiers éléments de l'équilibre affecté par l'âge) ; la canne appelle à la rescousse la sensibilité palmaire, par l'intermédiaire d'une rallonge, portant à trois les appuis proprioceptifs. J'ai déjà parlé de l'efficacité du trépied.

Nous nous servons intuitivement de la main pour assurer notre équilibre : par exemple lorsque nous nous levons la nuit « en évitant d'allumer », pour un de ces besoins que nous impose l'âge, justement au moment où la proprioception commence à diminuer. Puis vient le moment où la canne s'impose naturellement à nous, lorsque la dictature de la coquetterie desserre son étreinte. Une fois de plus je constate que la nature est bien faite : elle compense nos faiblesses en diminuant nos exigences.

La canne fut longtemps l'accessoire de l'homme distingué, en dehors de tout usage utilitaire.

Mon père chantait :
« Mais j'm'en fous ! J'suis élégant
J'ai un'canne et j'ai des gants. »

J'aime la canne pacifique. Ni le makila des Basques à la pointe redoutable, ni le gourdin des Incroyables. Ni la militaire et primaire canne de tambour-major. Mais la canne du sémillant Robert Lamoureux en gentleman cambrioleur. Ou celle, dissimulant une lorgnette, d'Hercule Poirot. Bref ! cette canne qu'on dépose en arrivant dans le vestibule de son hôte.

La deuxième partie de la citation me laisse perplexe. Comment Duhamel peut-il faire dire à Rohner que « ma canne prolonge et... transforme toutes mes sensibilités, sauf la sensibilité thermique. Je perçois, avec ma canne, des sensations que je n'obtiendrais pas avec ma main. »

La sensibilité de la main est complexe : elle analyse les variations de pression, les vibrations, la température, la douleur enfin, cette chose non mesurable et si subjective, grâce à des mécanorécepteurs spécialisés ; je ne vois pas en quoi un bout de bois pourrait intervenir ici, encore moins pour obtenir des sensations que la main ne peut avoir directement.

Nous ne sommes plus alors dans le domaine connu de la proprioception, nous nous aventurons dans les chimères du transhumanisme, et vers ce qu'on a appelé l'homme augmenté.

Seule la pensée peut augmenter l'homme. Si j'ai bien retenu, c'est ce que disais Nietzsche, mais il n'envisageait pas la venue du surhomme avant des millénaires ; nous en avons vécu déjà beaucoup et rien n'a vraiment changé. L'intelligence artificielle, cet oxymore, n'est qu'une manœuvre informatique. Je prévois bien des déboires avec les réalités virtuelle et augmentée, si nous ne savons pas restreindre leur emploi, dans la rééducation vestibulaire notamment (pour ne pas risquer une pathologie induite).

Il vaut mieux laisser l'apprenti sorcier à sa poésie.

Ma mère m'avait rapporté que sa grande (et seule ?) amie lui avait dit, lors d'une de leurs dernières conversations téléphoniques : « J'ai vu mon André rentrer à la maison en s'appuyant sur une canne… » ; cela s'arrêtait là, sur un silence et un regard.

La canne, qui reste pour moi le symbole de l'homme diminué.

PRÉPONDÉRANCE DIRECTIONNELLE DU NYSTAGMUS

La Prépondérance Directionnelle du Nystagmus (PDN) est une notion que je juge assez simple. Mais j'ai constaté qu'elle posait des problèmes à ceux à qui je voulais l'enseigner. Cela prouve que je m'y prenais mal. Je vais donc essayer une dernière fois de m'exprimer sur ce sujet capital dans la compréhension de la dynamique vestibulaire, et donc dans l'interprétation des examens que nous pratiquons pour l'explorer.

Pour comprendre, il suffit d'analyser les termes du groupe nominal Prépondérance Directionnelle du Nystagmus.

Prépondérance : « Supériorité donnée par l'autorité, l'influence, le nombre, la valeur » (dictionnaire Larousse). Passons sur l'autorité, qui n'a pas grand-chose à faire dans l'enseignement (si ce n'est, à la rigueur, celle que donne l'expérience, à condition qu'elle soit tempérée par l'autocritique). Par contre, l'influence, le nombre et la valeur sont notre sujet.

L'influence est celle du nystagmus spontané ; il n'y a pas de PDN sans nystagmus spontané et inversement. Il se peut que le nystagmus soit indiscernable *a priori*, mais s'il y a une PDN il faut revenir sur le tracé à sa recherche[38].

---

[38] Il convient de rappeler la notion de « nystagmus révélé » : un nystagmus, en vieillissant, s'affaiblit, au point de devenir

Le nombre (abusivement appelé « fréquence ») était, je le rappelle, le seul critère à notre disposition dans les débuts de la vestibulométrie.

Quant à la valeur, c'est celle de la VPL : Vitesse de la Phase Lente. Toute l'interprétation « mathématique » (et d'ailleurs automatique) du nystagmus est dans cette VPL ; le lecteur attentif se souvient de mes essais de mesure de la pente, à défaut de la vitesse.

« Directionnelle » devient alors évident : le nystagmus domine dans une direction, droit ou gauche, qu'il soit spontané ou quelle que soit l'épreuve. Quant au « nystagmus », duquel parlons-nous ? Il est fondamental de connaître la nomenclature. Il faut distinguer :

- Le nystagmus physiologique, qui est provoqué soit par les mouvements naturels, soit par une stimulation instrumentale (celle-ci révèlera une parfaite balance vestibulaire)
- Le nystagmus pathologique, qui est dit « spontané » (le terme est trompeur) se produit en l'absence de stimulation instrumentale. En réalité, il est le résultat d'atteintes pathologiques qui provoquent un trouble de la balance vestibulaire ; il se produit en dehors de toute stimulation naturelle ou instrumentale.

---

invisible ; mais une stimulation peut lui redonner de la vigueur ; elle le « révèle ». Il n'y a donc rien d'étonnant à ce qu'un « nystagmus spontané » ne soit pas visible spontanément mais qu'il apparaisse aux épreuves de stimulation ; il n'y a pas de contradiction entre les deux situations.

On peut étudier le nystagmus spontané dans deux circonstances :

- à un moment donné : c'est la PDN ;
- selon son évolution dans le temps ; c'est la compensation, dont j'ai déjà parlé. Dans la PDN, c'est du nystagmus spontané, ainsi défini, qu'il s'agit.

Un arroseur rotatif de jardin, un « tourniquet », donne une image de la PDN ; ce système, à la fois astucieux et très simple, permet d'arroser un segment de cercle de gazon. La pression de l'eau projette un jet selon le rayon du cercle choisi ; en même temps, en frappant sur une palette, elle fait décrire à ce jet un angle de quelques degrés, toujours dans le même sens ; quand le jet principal a décrit un certain arc de cercle, il revient à sa position initiale. Qu'on essaye de se le représenter : l'angle de rotation alternative, mais toujours de même sens, représente le nystagmus ; le segment de cercle que finit par décrire le jet principal est la PDN.

Je ne sais si j'ai été cette fois convainquant ; j'ai essayé en tout cas d'être fidèle à Friedrich Nietzsche :

« Un éducateur dans l'âme ne prend rien au sérieux que par rapport à ses disciples, soi-même excepté ».

En toute modestie.

DE LA MÉTHODE ET DE LA VÉRITÉ
à propos du VHIT

Dans son ouvrage *Comment trouver ce qui ne tourne pas rond dans les vertiges*, Érik Ulmer propose un historique de la VNG. On y trouve cet aphorisme : « Il existe au moins deux manières de commettre des erreurs : l'une est d'établir de faux rapports entre des observations justes, et l'autre d'appliquer un raisonnement correct sur des observations fausses ».

Pascal (Blaise) le dit autrement : « On peut avoir trois principaux objets dans l'étude de la vérité : l'un, de la découvrir quand on la cherche ; l'autre, de la démontrer quand on la possède ; la dernière, de la discerner du faux quand on l'examine » (*De l'esprit géométrique,* La pléiade, Œuvres complètes, p. 175)

Je vais essayer d'illustrer cela, en prenant l'exemple du VHIT (Video Head Impulse Test).

Selon le témoignage de J. de Rosa, Érik Ulmer espérait voir la technique qu'il avait mise au point évoluer, jusqu'à rendre inutile l'épreuve calorique. Le 3 juin 2011, à cette date il ne pensait donc pas que ce fut le cas, É. Ulmer m'avait adressé le message suivant : « …D'une façon générale tous les vertiges récurrents, avec ou sans signes cochléaires, ont besoin des épreuves caloriques… En revanche si la clinique n'oriente pas vers une suspicion de déficit vestibulaire, par exemple si le patient décrit un VPPB typique ou même consulte pour une raison rhino-pharyngée, alors dans ce cas les tests caloriques n'auraient de toute façon jamais été réalisés. C'est dans cas que le VHIT systématique prend tout son intérêt, même en le limitant aux seuls canaux latéraux, car il est capable de révéler un déficit que l'on n'aurait pas soupçonné, faute de réaliser des tests caloriques jugés trop chronophages ».

É. Ulmer avait perfectionné le VHIT et il a pu assister avant de mourir à la mise en service d'une caméra 100 Hz qui a permis de découvrir les covert-saccades. Depuis, on entretient l'espoir de voir le VHIT remplacer la VNG, examen long, coûteux à réaliser et peu payé.

Pour atteindre ce but, on n'hésite pas me semble-t-il à faire quelque entorse aux principes énoncés en introduction.

Érik Ulmer avait déjà remarqué que l'hypovestibulie[39] concernait seulement la fonction phasique (cellules de type 1), par conséquent le VHIT, et pas l'épreuve calorique. Il parlait bien, pardonnez-moi d'insister, « d'hypovestibulie », sans préjuger d'une cause ou d'un mécanisme spécifique.

On ne craint plus d'affirmer aujourd'hui qu'un déficit symétrique[40] des canaux postérieurs est symptomatique d'une « presbyvestibulie[41] », c'est-à-dire d'une atteinte du vestibule due au vieillissement (par analogie avec la presbyacousie). Mais on ne sait rien du mécanisme : périphérique, central, ou mixte.

---

[39] Par analogie avec l'hypoacousie : une diminution de la fonction vestibulaire.
[40] À 10% près.
[41] * Du grec *presbys*, vieillard (dictionnaire encyclopédique Quillet). Il faudrait dire : hypovestibulie, comme hypoacousie.

À partir de l'observation d'un phénomène, l'hypovestibulie, observation qu'on peut multiplier à l'envie, et sa concordance avec un autre critère, l'âge, on prétend donc qu'on peut déduire une relation de cause à effet entre les deux.

Je répète à l'envie depuis longtemps dans le cercle restreint où j'agis encore qu'on ne peut pas parler de « presbyvestibulie » sur un simple aspect de diminution de gain bilatéral et symétrique sur les canaux postérieurs au VHIT.

Parler de « presbyvestibulie », est erroné car entaché d'une erreur de méthode : à partir d'observations multiples d'atteinte des canaux postérieurs chez « des sujets âgés », et non « les sujets âgés », on conclut à une atteinte des canaux postérieurs liée à l'âge, c'est-à-dire à une presbyvestibulie (référence étiologique), alors que seule l'hypovestibulie (référence sémiologique) est certaine. Je ne vois nulle part la démonstration de ce postulat (il est vrai, pas plus que dans la « presbyacousie » que nous admettons pourtant depuis longtemps).

L'erreur est simple à démontrer :

- S'agit-il d'une déduction ? Non ! Il y a en effet deux prémisses : atteinte symétrique et sujet âgé, c'en est au moins une de trop et de plus, une déduction ne démontre rien, elle constate un fait déjà prouvé.
- S'agit-il d'un syllogisme ? Même pas et de toute façon celui-ci n'est pas une méthode scientifique ; les contemporains de Socrate s'en moquaient déjà :
    Tous les ânes sont mortels,
    Socrate est mortel,
    Donc Socrate est un âne.

Un article récent de la Société Barany – il me semble que c'est une référence – définit les critères diagnostiques de la presbyvestibulopathie (PVP). La PVP est définie comme un syndrome vestibulaire chronique caractérisé par une instabilité, des troubles de la marche et/ou des chutes récurrentes en présence de légers déficits vestibulaires bilatéraux, avec des résultats sur les tests de laboratoire qui se situent entre les valeurs normales et les seuils établis pour la vestibulopathie bilatérale. Le diagnostic de PVP est basé sur les antécédents du patient, l'examen au chevet et l'évaluation en laboratoire. Le diagnostic de PVP nécessite une fonction bilatéralement réduite du réflexe vestibulo-oculaire (VOR). Cela peut être diagnostiqué pour la gamme de hautes fréquences du VOR avec vidéo-HIT (vHIT), pour la gamme de fréquences moyennes avec test de chaise rotative et pour la gamme de basses fréquences avec le test calorique. Pour le diagnostic de PVP, le gain angulaire horizontal VOR des deux côtés doit être <0,8 et >0,6, et/ou la somme des vitesses de pic maximales du nystagmus induit par les calories en phase lente pour la stimulation avec de l'eau chaude et froide sur chaque côté doit être <25°/s et >6°/s, et/ou le gain VOR angulaire horizontal doit être >0,1 et <0,3 lors d'une stimulation sinusoïdale sur une chaise rotative. La PVP survient généralement en même temps que d'autres déficits de la vision, de la proprioception et/ou des fonctions corticales, cérébelleuse et extrapyramidale liés à l'âge, qui contribuent également et pourraient même être nécessaires pour que les symptômes d'instabilité, de troubles de la marche et de chute se manifestent. Ces critères considèrent simplement la présence de ces symptômes, ainsi qu'une altération documentée de la fonction vestibulaire, chez les personnes âgées.

Je répète : « Ces critères considèrent simplement la présence de ces symptômes, ainsi qu'une altération documentée de la fonction vestibulaire, chez des personnes âgées ». Autrement dit, pardonnez-moi d'insister, qu'il y a coïncidence de deux phénomènes, c'est tout !

La multiplication des observations est certes un élément de la recherche, mais la répétition d'une affirmation n'a jamais fait une vérité.

Et si le contraire du vrai est le faux, soutenir le faux se nomme faire une erreur.

Je pourrais opposer les mêmes arguments à la signification que l'on croit pouvoir donner à certains aspects du VHIT, en s'appuyant sur ce qui n'est que déductions aux prémisses fausses. Seuls, d'autres examens, en particulier la VNG, peuvent apporter des preuves.

Le VHIT pourra-t-il un jour remplacer l'épreuve calorique ? Je pense humblement que nous n'en sommes pas près, même si j'appelle ce jour de mes vœux !

VHIT
Video Head Impulse Test

Nous avons toutes les raisons de rattacher le VHIT à la VNG, puisque comme elle, il explore un réflexe vestibulo-oculaire. Ils se complètent, cependant aucun des deux ne se suffit à lui-même ; ils ont en effet une différence définitive : le VHIT interroge les cellules de type 1 réagissant aux hautes fréquences, alors que la VNG stimule les cellules de type 2 répondant aux basses et moyennes fréquences.

Le VHIT permet de savoir rapidement si un canal est défaillant et lequel ; la VNG détaillera la nature de cette défaillance.

Le VHIT devrait être le premier temps de tout examen du labyrinthe. Il n'y a aucune raison rationnelle pour qu'il n'en soit pas ainsi, en dehors de considération matérielle comme son coût. J'ajoute que l'examen de la Verticale Subjective devrait les précéder systématiquement, car elle renseigne sur le système otolithique, ignoré par le VHIT et la VNG. Tant qu'à faire, il faut préférer la Verticale Subjective Sensibilisée, qui a l'avantage de ne pas compenser et reste donc un « marqueur » dans le temps.

Le VHIT peut être remplacé, par exemple en cas d'urgence ou dans l'impossibilité matérielle de le pratiquer au lit du malade, par sa version clinique[42], le HIT, ou épreuve d'Halmagyi.

---

[42] * De *klinicos*, lit en grec.

Le VHIT enregistre le nystagmus grâce à une caméra travaillant dans l'infrarouge, il est donc possible de le réaliser dans la lumière. L'analyse informatique des caractéristiques du nystagmus permet de disposer d'un canalogramme.

Ce n'est pas un examen d'exécution facile. Il s'agit de donner aux CSC (canaux semi-circulaires), chacun dans son plan, une impulsion rotatoire de l'ordre de 30 degrés, à une vitesse >200°/sec, d'une durée inférieure à un dixième de seconde. Le geste est en général facilement acquis pour les CSC latéraux, beaucoup plus difficile pour les verticaux. Il faut bien veiller à déplacer la tête de 30 degrés mais aussi à l'y maintenir, sans revenir à la position de départ, ce qui est une faute fréquemment observée chez les débutants et qu'on doit corriger aussitôt.

Le VHIT passe pour un examen fidèle (un système est fidèle lorsqu'il donne toujours le même résultat pour une même mesure). En réalité, et cela tient à la difficulté du geste que j'ai signalée, le résultat est variable selon l'opérateur et pour le même opérateur d'un moment à l'autre.

Le VHIT ne permet pas de distinguer une atteinte centrale d'une atteinte périphérique ; cela est dû à la vitesse de génération et de propagation des potentiels : nous n'avons pas pour l'instant de système d'enregistrement assez sensible permettant de repérer l'onde sur son trajet.

Toutefois, par défaut, cela peut être possible : si le VHIT ne montre pas d'atteinte canalaire, l'atteinte est donc centrale. Mais cela nécessitera d'autres examens capables de le confirmer.

Le VHIT ne peut pas compenser car il utilise les cellules de type 1 phasiques, c'est-à-dire qui travaillent de façon intermittente ; les phénomènes de compensation ne sont donc pas sollicités. Il ne faut pas confondre compensation et amélioration : un VHIT peut s'améliorer, en fonction de l'amélioration même de l'atteinte canalaire, mais c'est tout. Parler de compensation à propos des cellules phasiques est ignorer la signification du terme et c'est préjudiciable à la bonne compréhension des mécanismes labyrinthiques. Le terme est à bannir définitivement de notre discours, surtout si celui-ci se prétend formateur.

Toujours, observons la rigueur ; méfions-nous des facilités, des petites démissions, qui simplifient notre exercice, mais dénaturent le résultat de nos examens.

Plutôt que simplifier, veillons à nous perfectionner, ce qui passe par une autocritique mesurée.

LA BONNE VIEILLE CLINIQUE

Parmi les facilités qui appauvrissent notre exercice, je place l'abandon de l'examen clinique ; c'est un fait accompli quasi-général dans l'examen d'un vertigineux.

Lors de mes études, on recherchait les « antécédents » (personnels, familiaux…), c'était le temps de l'interrogatoire, et on pratiquait l'examen clinique, littéralement « au lit du malade » ; se succédaient l'inspection, la palpation, la percussion et l'auscultation.

Lors de la visite du « Patron », « l'observation » était présentée par l'assistant ou à défaut par le chef de clinique, sans descendre plus bas. L'interne tenait religieusement le dossier et en tendait les éléments à la demande. Les étudiants étaient regroupés le plus à distance possible autour du lit.

Le chef de service saluait le malade, et l'exposait à la vue de tous, y compris pour un examen des plus intime. Il arrivait que le Patron à la retraite vienne une fois par semaine dans « son » ancien service. Il était attendu à la porte du pavillon par la hiérarchie alignée pour une garde d'honneur[43].

La célébration de la sacro-sainte clinique pouvait donner lieu à quelques excès : j'ai entendu l'un d'eux, lors d'une palpation abdominale, décrire, à droite, une hypertrophie hépatique, à gauche une hypertrophie

---

[43] On rapportait l'histoire de celui dont la voiture était conduite par un chauffeur ; son successeur, qui lui devait son poste tout de même, lui ouvrait la portière en personne.

splénique, puis avec l'air à la fois inspiré et sûr de lui, nous affirmer la présence d'un « pont pancréatique »[44].

Une discussion s'ensuivait, destinée à « coincer » un élève et cela pouvait durer : le même patron discutait un jour de la nuance de jaune du patient qu'il examinait et nous demandait notre avis ; et pour finir : » Alors, c'est bien un ictère ? » ; passablement agacé, j'avais lancé sous le regard effaré de l'assistance : « S'il est jaune, c'est un ictère, par définition ! ». J'expérimentai à mes dépens l'adage connu : « Le premier qui parle est un c… ». En réalité, ce patient, je me souviens de son regard compatissant et il m'a semblé complice, ce patient dis-je, était gris. Je n'ai jamais oublié la coloration si particulière des « téguments et des muqueuses » dans la « maladie bronzée », décrite par Addison !

Pan sur le bec !

---

[44] Je rapportais l'anecdote à un agrégé chez qui j'avais l'honneur d'être reçu ; il avait lâché : » C'est un mauvais clinicien ».

Périphérique et central

On va le voir, la « bonne vieille clinique » intervient pour aider à différencier ce qui est périphérique et ce qui est central dans un tracé de VNG. J'ai déjà effleuré le sujet mais il mérite un développement ; et si ce n'est pas ici le lieu où énumérer les critères distinctifs pour chaque épreuve, je dois souligner quelques points importants.

Nous parlons ici du nystagmus, mais aussi des déductions qu'on tire de son étude (informatisée dans la VNG) : réflectivité, déficit, prépondérance directionnelle.

La définition est anatomique : est périphérique ce qui est généré dans les récepteurs vestibulaires : crêtes ampullaires et macules. Le premier neurone, qui part des récepteurs, aboutit au noyau vestibulaire : celui-ci est donc inclus dans la périphérie. Est central tout ce qui n'est pas périphérique.

Le caractère périphérique ou central ne concerne que le mécanisme du nystagmus.

Par exemple, un nystagmus vestibulaire (c'est-à-dire généré par la crête ampullaire) peut devenir irrégulier si la phase rapide l'est, et la phase rapide est un mécanisme central ; ainsi, le mécanisme d'un nystagmus d'origine vestibulaire fait intervenir des éléments centraux.

La phase lente naît dans le vestibule ; le vestibule n'est responsable que de la vitesse de la phase lente.

Mais le RVO se développe ensuite dans le SNC, les anomalies de la phase lente peuvent donc être d'origine périphérique ou centrale.

La phase rapide ou saccade est de nature entièrement centrale ; elle conditionne la fréquence et le rythme du nystagmus ; ses anomalies sont toujours centrales.

Il faut trois critères de « centralité » pour conclure à un tracé « central ».

Par contre, un seul signe clinique « central » suffit à conclure à une anomalie de ce type, par exemple une incoordination oculaire.

En aucun cas la VNG seule ne permet de conclure quant à une pathologie.

Il est donc inutile, sous prétexte de tracé central d'une VNG, de demander aussitôt une IRM ; le caractère périphérique ou central ne concerne que le mécanisme du nystagmus observé. Enfin, j'ai dit mais il n'est pas inutile de répéter que le VHIT (que je relie à la VNG par le RVO) ne peut en aucun cas donner une idée du caractère périphérique ou central d'une VNG.

LAISSE ALLER, C'EST UNE VALSE !
(stimulation vestibulaire, optocinétique, le réflexe maculo-canalaire)

Le stimulus spécifique de la cellule ciliée des canaux semi-circulaires est l'accélération angulaire[45], qui est une variation de la vitesse angulaire dans le temps. Elle s'exprime en degrés/seconde par seconde.

À vitesse constante, la cellule ciliée n'est pas – ou plus – stimulée.

Après une stimulation, la crête ampullaire met « un certain temps », qu'on appelle constante de temps, à revenir à son état de repos. Ce délai est raccourci par l'intervention d'un « centre intégrateur ».

Lorsque l'accélération cesse :
- soit la vitesse devient constante, la cupule revient au repos ; il persiste un nystagmus mais il est devenu optocinétique, il ne renseigne donc plus sur le vestibule ;
- soit on inverse le mouvement pour maintenir une stimulation vestibulaire (qu'on appelle pendulaire ou sinusoïdale) ; le nystagmus s'inverse.

Il faut savoir enfin que la stimulation d'une macule diminue ou arrête la réponse du canal semi-circulaire qui se trouve dans le même plan.

La rotation du corps entraîne forcément celle de la tête et par conséquent la stimulation des canaux semi-

---

[45] Et non la vitesse

circulaires, particulièrement les canaux externes. Tout danseur, lorsqu'il tourne sur lui-même, devrait donc ressentir une sensation vertigineuse. Dans la valse c'est le but recherché : le champagne aidant, faire « tourner la tête » de sa cavalière. Dans les danses dites « de salon », on peut y ajouter la figure de renversement, pas très distinguée, mais qui fait littéralement chavirer la partenaire.

On ne s'étonnera donc pas que l'Église ait condamné cette activité, dont les femmes devaient se confesser, ce qui ajoutait d'ailleurs aux délices du péché le divin frisson d'en parler.

Tout le savoir d'un bon danseur consiste à garder l'équilibre pour deux et il utilise pour cela différentes techniques. La plus courante est le mouvement caractéristique qui consiste à fixer un point dans l'espace en anticipant le mouvement de la tête par rapport au corps d'un certain angle[46] pour ensuite rattraper la position d'un même geste vif.

L'homme qui conduit la valse viennoise devra fixer un point devant lui le plus longtemps possible. Sa tête va donc rester fixe pour garder ce repère visuel pendant que le reste du corps va bouger[47].

La cavalière pourra fixer un point précis de l'épaule de son partenaire, ou au contraire en profiter pour s'en rapprocher ; augmentant ainsi le risque de précipiter la chute, qu'elle prétendait éviter.

---

[46] Un quart de cercle, un tiers pour les meilleurs.
[47] On verra plus loin que cette stimulation de la proprioception cervicale est sans effet, et pourquoi.

Une autre méthode, intéressante pour le vestibulologue, mais dont la plupart des spectateurs ignorent la signification, consiste à faire une rapide inclinaison de tête, en fin de rotation, en avant (ce qui n'est pas très beau, il y faut beaucoup de métier) ou en arrière, ce mouvement ne manquant pas alors d'être qualifié de fier, « car il est espagnol »[48], quand il s'intègre dans la chorégraphie d'une danse ibérique. Ce coup de tête met en jeu le réflexe maculo-vestibulaire dont j'ai parlé plus haut.

Enfin, il faut savoir que la constante de temps peut être diminuée par l'entraînement.

Les derviches tournent dans le sens antihoraire et, pour atténuer la sensation vertigineuse, inclinent la tête du côté droit, mettant en jeu le réflexe maculo-canalaire. Leurs pieds décrivent un mouvement alternatif mais grâce à la matière et l'ampleur de leur robe, on a une impression de fluidité.

La rumba n'est pas soumise aux lois du vestibule. C'est pourtant la plus érotique des danses. Je me suis plongé dans la lecture de Stendhal.

---

[48] *La Périchole*, Offenbach.

CENTRE INTÉGRATEUR

« Les yeux de tous allaient ensemble de droite, de gauche, de droite. Les muscles qui font bouger les yeux faisaient des efforts tous ensemble dans toutes les têtes. »
Que ma joie demeure
Jean Giono

Ce centre intégrateur n'en est pas vraiment un, dans le sens où il serait un amas cellulaire identifiable anatomiquement, comme les noyaux vestibulaires par exemple. Il est en réalité un réseau complexe faisant appel à de multiples formations du système nerveux. Tel qu'il est, c'est une autre de ces merveilles qu'on rencontre dans la fréquentation du vestibule. Je parlerai de deux de ses fonctions.

Le centre intégrateur est capable, lors d'une stimulation alternée, comme par exemple celle de l'épreuve des créneaux, de faire la somme algébrique des valeurs (vitesse de la phase lente) des nystagmus obtenus. Il s'agit bien de reconnaître le sens du nystagmus, d'additionner ceux dans un sens et ceux dans l'autre et d'en faire la somme algébrique, donc d'obtenir un résultat égal à zéro (il n'y a pas de nystagmus), positif (PDN droite) ou négatif (PDN gauche).

Le centre intégrateur diminue la constante de temps. Après une stimulation rotatoire, le nystagmus laissé à lui-même durerait spontanément 20 secondes. Imaginez les personnages de Jean Giono : ils auraient l'impression de déséquilibre (ou vertige) en permanence ; cela s'appelle des oscillopsies. La marche serait un supplice et il serait impossible d'assister à un match de tennis ; traverser une rue en regardant « de gauche, de droite », deviendrait une dangereuse épreuve. Le centre intégrateur réduit le délai à 5 secondes, rendant banales toutes ces situations de la vie courante.

DELEGATION DE TÂCHES

Si cette question qui a fait et fait encore beaucoup parler d'elle justifie que je l'aborde ici, c'est qu'elle concerne particulièrement notre spécialité. Il s'agit des explorations du vestibule par un technicien pas forcément issu du milieu médical, mais aussi du glissement vers la prise en charge globale du patient, dès la manifestation des vertiges, par un non-médecin.

Il y a longtemps que nous déléguons la responsabilité de réaliser une partie ou la totalité de nos examens vestibulaires et pas seulement la VNG. Nos auxiliaires reçoivent une formation plus ou moins didactique : de la secrétaire instruite sur place par son médecin, jusqu'à l'infirmière bénéficiant d'une spécialisation, au mieux organisée dans un des rares centres d'enseignement de la discipline. Il va sans dire que les résultats dépendent de la formation elle-même ; une mauvaise compréhension entraîne dès le début de mauvaises habitudes, qui se renforcent dans le temps. Le perfectionnement dépend du technicien lui-même, de sa bonne volonté, de ses qualités propres et de l'aide qu'il reçoit. Il arrive qu'il ne s'intéresse pas à sa nouvelle fonction, surtout s'il ne l'occupe qu'une petite partie de son temps, noyée dans un emploi principal ; il peut s'en détacher totalement. A l'opposé, il peut atteindre l'excellence ; il sera alors très tentant pour son employeur de lui déléguer non seulement la réalisation mais aussi l'interprétation des résultats.

Quant à la prise en charge globale du patient, de nombreux acteurs y sont en jeu lorsqu'il s'agit du vestibule : ORL, technicien d'exploration, rééducateur vestibulaire, et même ophtalmologiste et orthoptiste (le neurologue se considère au-dessus). La coopération entre eux n'est pas toujours exemplaire et parfois même elle est conflictuelle ; les rééducateurs ont une place à part et leurs prétentions sont tout à fait justifiables (je suis moins tolérant pour celles des orthoptistes). Encore faudrait-il parler de la formation des kinésithérapeutes rééducateurs vestibulaires et de leur implication dans cette spécialité.

J'ai déjà écrit et je le maintiens, j'ai œuvré parmi les premiers pour l'introduction de la rééducation vestibulaire dans notre pratique et par conséquent pour la collaboration avec les rééducateurs. Lorsqu'après de longues années d'incrédulité de la part des ORL cette pratique a pris la place qui lui revenait, elle concernait le traitement des vertiges (et des déséquilibres). Pour des raisons que nous connaissons tous, en particulier la nécessité de s'équiper des outils nécessaires, onéreux, pour un rapport pécuniaire inexistant (pas de cotation) et une certaine paresse, au minimum un désintérêt, les ORL ont confié aux kinésithérapeutes spécialisés le traitement de leurs patients vertigineux. Mais peu à peu, cette prise en charge, pour les mêmes raisons, a empiété sur le diagnostic, ce qui n'était pas la vocation première des kinésithérapeutes.

La conséquence en est que le rééducateur voit de plus en plus souvent arriver dans son cabinet ce que j'appelle des primo-consultants ; il s'en défend en jurant qu'au grand jamais il ne commence une prise en charge sans prescription et je sais que c'est vrai.

Je suis donc amené à préciser ce que j'entends par primo-consultant. C'est un patient pour qui le diagnostic n'a pas été fait, ou fait de façon approximative ou erronée. Il a parfois subi des essais de traitement, parfois de façon anarchique ; nous connaissons tous les excès de la « manœuvre ». Ce patient n'arrive pas de lui-même chez le rééducateur, il y est bien adressé par quelqu'un. C'est ce « quelqu'un » qui me pose un problème. Je me suis fait beaucoup d'ennemis en proclamant que le médecin généraliste devait parfois passer par un intermédiaire dans ses prescriptions. Il me semble que c'est le cas lors d'une rééducation vestibulaire : l'intermédiaire est ici l'ORL, sinon je considère que le patient est bien un primo-consultant. C'est aussi le cas si l'ORL prescripteur ne possède pas les outils élémentaires de l'exploration d'un vertigineux.

C'est à cause de ce laxisme qu'une délégation de tâche s'installe de fait, alors que les enquêtes montrent que les médecins y sont généralement opposés (en partie pour préserver leur pré carré).

Cela ne veut pas dire que je rejette la délégation, je souhaite seulement qu'elle soit encadrée. À chacun selon ses mérites.

LE SYNDROME DE LA HAVANE

Il ne sera pas question ici de rhum, de cigare ou de sexe.

Le « syndrome de La Havane » est apparu à Cuba en 2016 et vient d'être signalé à Paris en 2021, après avoir touché le personnel des ambassades américaines et canadiennes un peu partout dans le monde.

Le syndrome comporte notamment des vertiges et des maux de tête. Quant aux pertes de mémoire, elles n'ont rien d'étonnant, puisque seuls des diplomates sont concernés.

Bien que le syndrome comporte des « vertiges », il n'a pas semble-t-il grand-chose à voir avec mon propos initial, le vestibule, d'autant que les signes sont mal précisés, sous le prétexte du secret diplomatique.

C'est l'occasion de souligner combien le mot « vertige » peut servir à désigner des réalités très variées.

Un vertige, on le sait, est une sensation erronée de rotation sur soi-même ou de l'environnement. À la rigueur, on peut étendre la définition à l'impression d'oscillations. Mais c'est un abus de parler de vertige pour un « étourdissement » ou à plus forte raison à propos de la peur du vide[49]. Quant au dérèglement psychique que constitue le « vertige » du succès, ou de l'amour, ou de l'argent, n'en parlons même pas !

---

[49] Voir le chapitre *Vertigo*.

Voici donc l'occasion de revenir sur la terminologie.

Si je tiens tellement à ce qu'on distingue vertige et perte d'équilibre, c'est qu'il n'y a rien de commun entre les deux, ni l'origine, ni le mécanisme, ni la séméiologie, ni l'exploration clinique ou instrumentale, ni le traitement. L'âge du sujet n'est pas le même, généralement vertige du jeune, déséquilibre du sujet âgé, pas plus que le « ressenti » psychologique ou l'évolution.

La confusion des termes peut être destinée à masquer une paresse ou le refus d'un investissement en matériel et en temps, sans compter l'ignorance, j'en ai fait l'expérience personnelle, avant de me reprendre. Malheureusement, elle a des conséquences ; la plus grave est médicale, c'est l'erreur de diagnostic (j'en ai un souvenir cuisant). Elle peut être morale : nous avons en effet une obligation de rigueur, sans tricher. Les conséquences peuvent être éthiques : la mauvaise prise en charge du patient, ou sociétales : les dépenses inutiles. J'ai déjà parlé du gaspillage que représente la VNG dans les troubles de l'équilibre.

Une dernière fois, donc, ne confondons pas vertige et déséquilibre.

Cinétose

> Je me suis embarqué sur un vaisseau qui danse
> Et roule bord sur bord et tangue et se balance.
> Mes pieds ont oublié la terre et ses chemins ;
> Les vagues souples m'ont appris d'autres cadence
> Plus belles que le rythme las des chants humains.
> *L'horizon chimérique*
> Jean de La Ville de Mirmont

On l'appelait de mon temps « mal de mer », quel que soit le mode de transport ; il s'agissait en réalité de beaucoup plus, une réaction à certains mouvements, que ceux-ci soient réels ou le fait d'une illusion. Il apparaissait quand se produisait un conflit entre le réel (le mouvement) et ce qui était ressenti : le mouvement ou l'impression de celui-ci, ou son interprétation.[50]

Il a longtemps été convenu que l'explication du mal de mer ne se trouvait pas dans le labyrinthe ; il fallait chercher ailleurs son explication. À défaut, on l'appela cinétose. En dernier recours, on parle de « conflit ».[51]

Un des aspects étonnant du mal des transports se manifeste pendant quelques heures lorsqu'on retrouve

---

[50] Par exemple : comme lorsque installé dans un train immobile, nous croyons nous mettre en marche dans un certain sens, alors que c'est le train du quai à côté qui s'ébranle en sens inverse. Ceux de ma génération se souviennent des séances éprouvantes du cinéma d'amateur, dans les débuts du zoom pour tous, dont les propriétaires des nouveaux Super 8 abusaient à tout bout de champ.

[51] L'utilisation d'un mot pour cacher une ignorance n'est pas l'apanage des seuls hommes politiques.

la terre ferme après une croisière en voilier ; en quelque sorte le mal de mer à l'envers ! Il persiste une sensation de mouvement et une instabilité ; la démarche chaloupée qui en résulte fait toujours son petit effet sur le ponton d'une marina.

Les mêmes symptômes, s'ils durent plus d'un mois et s'accompagnent d'une fatigue chronique, de céphalées, d'hypersensibilité aux stimuli visuels réalisent le syndrome du mal du débarquement.

La cause en est une mauvaise adaptation du réflexe vestibulo-oculaire aux deux autres termes de l'équilibre : proprioception et vision. On y revient toujours.

Il paraît que les femmes sont plus touchées, on évoque alors une influence hormonale. Il se passe tellement de choses sur un bateau…

« Car il faut que les femmes pleurent,
Et que les hommes curieux
Tentent les horizons qui leurrent. » (Ib)

Le traitement est une rééducation ; la stimulation visuelle, notamment optocinétique semble pour le moment la plus indiquée.

Nous étions enfants. Paule[52] ne supportait pas les voyages en automobile, elle se plaignait d'avoir « mal au cœur ». Car même dans sa façon de parler, Paule semblait étrangère au prosaïsme de la vie quotidienne. Son père avait acheté pour elle une voiture décapotable. Au grand air, les malaises de Paule disparaissaient.

---

[52] Le prénom a été changé.

Avec son père, ils descendaient parfois dans le Midi. Ils faisaient le voyage de nuit. À la sortie du massif de l'Esterel, on aperçoit la mer en même temps que le soleil se lève. A travers le feuillage, Paule s'amuse des éclairs à travers ses paupières qu'elle garde closes, mais la lumière et le crissement des pneumatiques lui permettent d'imaginer la route. Ils font la dernière partie du trajet sans parler. La mer est encore plate et scintille. Il n'y a plus que des pins, des agaves, des cactus, un cyprès à côté d'une maison blanche ou dans un petit cimetière même pas triste. Ils arrivent à Nice et suivent lentement la grande promenade qui borde l'immense courbe de la baie. L'automobile se gare devant un hôtel qui n'est séparé de la mer que par la route et dont le nom se répète sur l'enseigne qui indique sa plage privée. Dès qu'ils sont dans leur chambre, son père s'allonge et s'endort d'un sommeil calme et silencieux. Paule revêt son maillot de bain et s'enveloppe d'une grande serviette blanche. Elle gagne la plage, déserte à cette heure. Elle avance avec précaution sur les galets. Près du bord, elle laisse tomber la serviette et entre doucement dans l'eau.

« On a tous dans le cœur une petite fille oubliée… »
Laurent Voulzy

Un p'tit jet d'eau

Tous les utilisateurs de sa VNG ont entendu Éric Ulmer annoncer le « Début d'irrigation ». Mes souvenirs d'après-guerre, celle de 1939-1945, me reviennent alors, lorsque son père Georges chantait Pigalle : « Un p'tit jet d'eau… ». Georges Ulmer avait des airs de dilettante, une élégance naturelle, « de l'allure » comme on disait, un reste d'accent de son pays natal et beaucoup de talent. Il a écrit des chansons parmi les plus belles de ce temps-là. Son succès n'a pourtant pas duré ; il est parti comme il était venu et n'a jamais essayé un *come-back* ; je garde de lui l'image d'une éternelle jeunesse. C'est sans doute en souvenir de la « fille des eaux », de la « jolie Copenhague » et du Danemark natal que son fils s'est appelé Érik, avec un k.

Érik avait hérité des yeux et du regard de son père. Lors d'un congrès où il intervenait, à Lyon, je me trouvai, au retour de la « soirée de gala » vers l'hôtel qui nous hébergeait, placé à côté de lui à l'arrière d'une automobile. Il a évoqué les artistes qu'il avait connus chez ses parents. Je ne l'ai pas interrogé, en raison de ma timidité naturelle, mais aussi parce que j'avais cru comprendre qu'il parlait pour lui-même.

Érik Ulmer était un de ces passionnés du vestibule dont j'ai parlé. Peu avant sa mort, lors d'une journée à Paris consacrée aux indications respectives du VHIT et de l'épreuve calorique, je me trouvais à sa table lors du repas de midi. Il nous a raconté à quel point le nystagmus l'obnubilait : lorsqu'il regardait un film, il observait les yeux des acteurs filmés lors d'un déplacement en automobile ou en train, voire sur un scooter ; s'il y avait un nystagmus, c'est que la scène était tournée en décors réels faisant office de stimulation optocinétique ; s'il n'y en avait pas, c'est que le décor était projeté sur un écran derrière l'acteur. Il en oubliait l'histoire !

J'ai revu récemment *Vacances romaines*. Sur le scooter de Gregory Peck fuyant dans une Rome un peu floue en deux dimensions je n'ai vu que les yeux d'Audrey Hepburn.

Fin d'irrigation…

LE SON DU C.O.R.

> « J'aime le son du cor... »
> Alfred de Vigny

Je me délecte du *Cervico-Ocular-Reflex* comme d'une gourmandise qui récompense l'expérience[53] et le travail.

Grâce à un artifice expérimental, le COR permet à la proprioception cervicale de s'exprimer, sous forme de nystagmus. Ce n'est possible que si les entrées visuelles et vestibulaires, dont l'action l'emporte sur celle de la proprioception, sont inactives. Il est facile de supprimer l'entrée visuelle ; pour l'entrée vestibulaire, cela ne se produit qu'en cas d'aréflexie bilatérale périphérique, que montre l'effondrement du gain sur l'ensemble des épreuves de la VNG ; c'est pour cela que le COR se recherche à la fin de celle-ci.

Il faut se souvenir qu'une hyporéflexie profonde, confinant à l'aréflexie, peut exister dans une atteinte centrale, notamment fonctionnelle, comme celle d'une intoxication médicamenteuse (neuroleptiques) ou par stupéfiant. D'ailleurs, il suffit parfois dans ce cas d'augmenter la fréquence de stimulation pour obtenir une réponse[54] (qui est alors proportionnelle à l'intensité de la stimulation).

---

[53] L'expérience, non comme la répétition de situations identiques, mais comme une autocritique de notre attitude envers elles.
[54] En effet, il existe un continuum de sensibilité des cellules ciliées à la fréquence de stimulation ; cette notion s'efface

Au total, l'indication de cette épreuve est rare et se compte en unités par an pour un cabinet actif.

Il est donc important de souligner que le COR, dont l'intitulé peut être trompeur, n'étudie pas le rachis cervical mais la possibilité pour le CSC d'inhiber le nystagmus induit par les afférences cervicales. Le COR étudie le fonctionnement du CSC ! Si l'on veut connaître l'état du rachis cervical, mieux vaut un examen clinique et une radiographie ! Il n'est pas indispensable de se précipiter sur le scanner.

Pour réaliser un C.O.R., il peut être utile d'être deux. Certains techniciens expérimentés y réussissent seul.

Le patient est équipé d'un masque de VNG, qui supprime l'entrée visuelle et enregistre le nystagmus. L'opérateur situé derrière le patient lui maintient fermement la tête en position immobile dans l'espace, pendant que l'aide imprime au fauteuil un mouvement sinusoïdal de +/-30°. Le résultat de cette manipulation est double :

- rendre nulle l'influence de la vision ;
- empêcher la stimulation du CSC, puisque la tête est immobile par rapport à l'espace environnant ;
  - si le CSC est fonctionnel, la crête ampullaire émet son potentiel de repos, qui indique aux centres (noyaux vestibulaires) son immobilité ; son action prédomine sur celle des propriocepteurs cervicaux, il n'y a pas de nystagmus ;

---

derrière l'emploi, dans notre pratique, de stimuli extrêmes : basses et moyennes fréquences dans les épreuves calorique et pendulaires, ou hautes fréquences dans le VHIT.

- si le CSC est mis hors service par une atteinte périphérique, le potentiel de repos n'est pas émis et le CSC ne s'oppose plus à l'expression de la proprioception cervicale : le nystagmus apparaît et *a contrario*, il indique que le CSC ne répond plus : le COR vient confirmer l'aréflexie vestibulaire périphérique.

Une de nos stagiaires avait finement baptisé le COR « mon détecteur de mensonges »

P. -S. : On pourrait à rebours étendre la thématique : existe-t-il une influence cachée de la proprioception cervicale sur les différentes épreuves ? Un temps, on a discuté âprement pour savoir si le fait d'appuyer l'occiput sur une têtière ne générait pas un nystagmus perturbant les épreuves au fauteuil.

EN GUISE DE CONCLUSION :
« La » calorique

« …il n'est pas de vertige ou de perte d'équilibre…
qui ne s'accompagne d'émotion ou qui n'en induise. »
Le sens du mouvement
Alain Berthoz

« La » calorique, comme La Malibran ou La Callas. Car c'est une diva, qui tient bon la rampe[55]. La calorique a triomphé de tous ses rivaux, le dernier en date, le ténor VHIT essayant vainement de la détrôner, même si en réalité c'est la diva, supposée soprano, qui joue dans les basses.

J'ai pour la calorique les sentiments que j'éprouve pour ceux dont j'ai partagé un temps d'une vie, telle une reine d'Angleterre ou Georges Brassens, et je la voudrais immortelle.

C'est Barany qui a codifié l'épreuve calorique en 1906, mais lorsque j'ai été jeté dans le labyrinthe[56], l'observation du nystagmus était toujours clinique et autant dire approximative.

Nous observions les secousses rapides et la durée de la réponse derrière des lunettes de Bartels. L'enregistrement d'un tracé n'a été vulgarisé que bien des années plus tard et ce sont d'heureuses rencontres qui ont éveillé mon intérêt pour lui. En remontant à la source, j'ai fini par me passionner pour les petites cellules ciliées

---

[55] Limelight, *Les feux de la rampe,* Charles Chaplin.
[56] Comme Daniel.

de l'oreille interne. Les choses sérieuses ont commencé lorsqu'on a enfin pu mesurer la réflectivité d'un canal. La somme des réflectivités au froid et au chaud donne celle de l'oreille concernée et il devenait très simple de mesurer la valeur relative des deux (on a choisi l'hypovalence) et même la prépondérance directionnelle du nystagmus ; la calorique est toujours irremplaçable !

J'ai pourtant annoncé que je dirai tout le mal que je pensais de cette épreuve ; c'est qu'à mon âge, mes amours ne sont plus inconditionnelles.

On ne sait pas ce qui se passe lorsqu'on injecte des fluides (eau, air) chauds ou froids dans le conduit auditif externe (CAE) ; la variation de température est censée se transmettre au tympan et à la caisse du tympan.

Il existe une hernie du canal semi-circulaire (CSC) externe dans la caisse du tympan et on admet qu'il est donc le seul à être concerné (mais il existe une « composante verticale » du nystagmus lorsqu'on stimule le CSC externe).

On admet que la variation de température crée un mouvement de convection du liquide dans le canal.

On admet que la convection crée un mouvement circulaire du liquide endolabyrinthique (j'ai déjà exprimé mes doutes à ce sujet). Cela fait beaucoup de suppositions et certains, je l'ai déjà écrit, pensent que c'est la variation thermique elle-même qui est le stimulus spécifique dans l'épreuve calorique.

On ignore tout de l'interface que constitue la caisse du tympan ; la transmission de la chaleur varie d'un individu à l'autre et, pour un individu, selon le caractère normal ou pathologique de son oreille ; elle varie aussi selon le mode d'irrigation de l'oreille, de l'opérateur, du moment de celle-ci, etc.

On voit donc que le calcul du gain est étranger à cette épreuve ; c'est pourtant une notion capitale dans notre pratique vestibulométrique.

Pour pratiquer une épreuve thermique, on allonge partiellement le sujet dont on incline la tête jusqu'à rendre le CSC externe vertical (on le « verticalise »). On pratique alors l'irrigation, selon les modalités en vigueur pour un praticien ou un groupe donné (mais on prendra bien soin de les indiquer dans le protocole).

La VNG étant aujourd'hui le système de référence pour les vestibulométristes, c'est le tracé obtenu par ce système qu'il convient d'analyser. Le nystagmus commence après un certain temps d'irrigation, puis augmente d'intensité (VPL), jusqu'à un pic qui est le point retenu dans les calculs (et non la moyenne des VPL de l'épreuve), avant de décroître et disparaître. Il ne reste plus au traitement informatique qu'à calculer réflectivité, valence et prépondérance directionnelle.

Pendant nos sessions de formation, j'ai été sollicité un certain nombre de fois comme cobaye, à défaut de patient sur place, pour différentes épreuves. L'épreuve thermique est souvent la plus redoutée ; or, je n'ai jamais ressenti qu'une sensation assez douce de flottement dans l'espace (en raison de l'absence d'afférence visuelle ?) à laquelle je me laissais aller d'autant plus volontiers que je savais ce qui se passait dans les profondeurs de mon[57] vestibule. Il se produisait alors une lutte un peu perverse entre la sensation et la raison, qui pourrait être celle de la *Lutte avec l'ange* ; elle complique notre existence jusqu'à un âge qui peut être avancé. Je ne suis pas sûr que ce soit la raison qui triomphait.

Comment expliquer autrement la passion dont se prennent pour le labyrinthe ceux qui y tombent ?

> Les... « berceaux
> Que la main des femmes balance ».
> *Le long du quai*
> Sully Prudhomme

---

[57] Je préfère le singulier pour bien montrer que les deux vestibules sont un même et seul appareil.

PASSION

On ne fait rien de bien qu'avec passion mais parfois les passions coûtent cher ; il faut savoir choisir.

La compétence n'est rien sans la passion.

ÉPILOGUE

> « On se lasse de tout, mademoiselle,
> même du vertige »
> *Chronique des Pasquier*
> La Nuit de la Saint-Jean,
> Livre de poche p. 218,
> Georges Bernanos

A mon âge, je peux vous assurer que c'est faux.

REMERCIEMENTS

Je remercie mon ami le docteur Jean-Louis de Firmas qui a été le premier à qui j'ai fait part de mon projet, le futur LEL ; il m'a dès le début et jusqu'au bout apporté un soutien sans faille.

Je remercie Nicolas Rousset qui m'a assisté une fois de plus dans la relecture, la mise en page et l'édition de ce livre.

Abréviations

ORL : Oto-Rhino-Laryngologie et Oto-Rhino-Laryngologiste.

LEL : Laboratoire d'Explorations Labyrinthiques.

EFORL : Exploration Fonctionnelle en ORL.

AFTE ORL Association de Formation des Techniques d'Exploration ORL.

ENG : ÉlectroNystagmoGraphie.

VNG : Vidéo-NystagmoGraphie.

VHIT : *Video Head Impulse Test,* Épreuve d'impulsion de la tête sous vidéo.

RVO : Réflexe Vestibulo-Oculaire.

VPL : Vitesse de la Phase Lente.

CSC : Canal Semi-Circulaire.

CHU : Centre hospitalier Universitaire.

COR : *Cervico-Ocular Reflex.*

VPPB *:* Vertige Paroxystique Positionnel Bénin.

PDN : Prépondérance Directionnelle du Nystagmus.

PVP : PresbyVestibuloPathie

VOR : *Cervico-Ocular Reflex*.

CAE : Conduit Auditif Externe.

TABLE DES MATIÈRES

Sommaire 11
Dédicace 13
Définitions... 17
Prologue 19
Ariane, ma sœur 21
Le sentiment même de soi 23
L'appât du gain 25
Le nystagmus 27
   Une fenêtre sur le vestibule 27
   Est-ce que j'ai une g… de nystagmus ? 29
« Fréquence » 33
Mon violon 35
Calibration ou calibrage ? 37
La VNG, une épreuve ? 39
La vision, le regard et le vestibule 41
Regard et vision... 45
   « T'as de beaux yeux tu sais… »........................... 45
Et mon vertige, docteur ?... 47
Vertigo 51
Circulez, y'a rien à voir ! 55
   Système inertiel.. 55
La verticale subjective 57
Compensation 61
Proprioception 65

Une histoire de fesses	69
La canne du professeur Nicolas Rohner	73
de l'Institut Pasteur	73
Prépondérance directionnelle du nystagmus	77
De la méthode et de la vérité	81
à propos du VHIT	81
VHIT	87
Video Head Impulse Test	87
La bonne vieille clinique	91
Périphérique et central	93
Laisse aller, c'est une valse !	95
(stimulation vestibulaire, optocinétique, le réflexe maculo-canalaire)	95
Centre intégrateur	99
Délégation de tâches	101
Le syndrome de La Havane	105
Cinétose	107
Un p'tit jet d'eau	111
Le son du C.O.R.	113
En guise de conclusion :	116
« La » calorique	116
Passion	121
Épilogue	123
Remerciements	125
Abréviations	127
Table des matières	129